KB236538

자신감 up, 자존감 up!
## 하루 5분 웃음운동법

**초판 인쇄** 2017년 12월 2일  **초판 발행** 2017년 12월 7일

**지은이** 이요셉·김채송화  **펴낸이** 김광열  **펴낸곳** (주)스타리치북스

**출판총괄** 이혜숙  **출판책임** 권대홍  **책임편집** 한수지  **출판진행** 황유리  **편집교정** 김영희
**본문편집** 권대홍  **사진촬영** 이성민  **어시스트** 조 제  **여자모델** 이영주  **남자모델** 김지효
**경영지원** 공잔듸·김문숙·김인호·김지혜·김충모·문성연·박서정·안대용·유수인
　　　　　이광수·이지혜·장희진·정은희·정종국·한나라·한정록·한진섭·황경옥

**등록** 2013년 6월 12일 제2013-000172호  **주소** 서울시 강남구 강남대로62길 3 한진빌딩 3~8층  **전화** 02-2051-8477

**스타리치북스 페이스북** www.facebook.com/starrichbooks  **스타리치북스 블로그** blog.naver.com/books_han
**스타리치 잉글리시** www.starrichenglish.co.kr  **스타리치몰** www.starrichmall.co.kr  **홈페이지** www.starrich.co.kr
**한국기업가정신협회** www.ceospirit.co.kr

값 16,000원　　ISBN 979-11-85982-43-4 13510

# 하루 5분 웃음운동법

이요셉 · 김채송화 지음

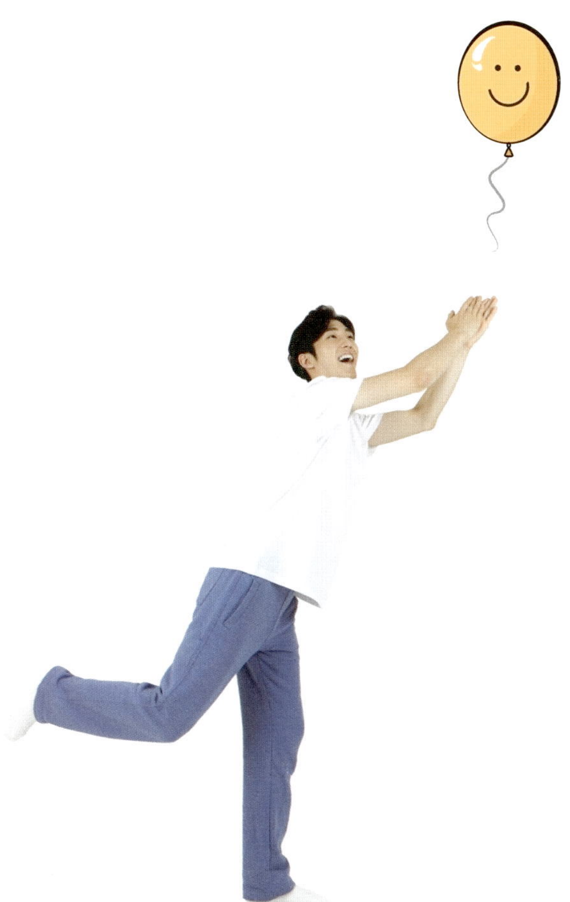

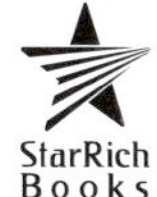

부산지방우정청에서 강의를 마치고 나자 한 아버지가 다가와서 인사를 했다.

"소장님, 소장님은 저를 모르시겠지만 저는 매일같이 소장님을 만납니다."

매일 밤 내가 출연했던 〈아침마당〉 강의를 듣고 따라 웃는다는 것이었다. 최근에는 대학을 졸업하고 놀고 있는 딸과 같이 웃었단다. 한 시간 동안 실컷 웃고 나서 딸이 이렇게 말했다고 한다.

"아빠, 용기가 생기는 것 같아. 내가 그동안 뭐 하고 살았지? 멍청이처럼."

대학을 졸업하고 취업이 안 되자 자신이 무가치하다고 생각하던 딸이 바뀐 것이다. '웃음' 하나에 다시 인생을 써 내려갈 힘이 생긴 것이다.

이와 같은 변화를 일으킨 이유는 뭘까? 딸의 기분이 좋아졌기 때문이다. 기분 좋은 감정은 탁월한 성과를 이끌어내기에 충분하다. '어떻게 하면 많은 사람이 다시 시작할 수 있을까?'

나와 공동 소장인 아내는 그동안 미뤄왔던 책을 쓰기로 했다.

1997년 처음으로 웃음치료를 시작해서 행복문화를 만들어왔던 것처럼 이제는 '대한민국 기 살리기 운동'에 앞장서고자 한다. 지금 대한민국의 가장 큰 문제는 기가 죽어 있다는 점이다. 정신적인 힘을 잃어버리고 심각한 위기를 맞이하고 있다. 힘의 원천인 가정에서부터 관계가 단절되고, 그 결과 아이들이 방황하고 있다. 미래를 짊어져야 할 아이들이 정체성 혼란을 겪고 있는 것이다.

여기저기서 '행복'을 외치고는 있지만 이렇다 할 대안도 없다. 그래서 우리는 이 시점에서 '웃음운동법'을 제안하고자 한다. 원래 열정 있고, 패기 있고, 용기 있는 우리 모습을 다시 찾고자 한다.

한국웃음연구소 이요셉 소장

그까짓 웃음이 뭘 하느냐고? '웃음'은 가장 빠른 시간에 큰 대가를 치르지 않고 서도 많은 것을 이뤄낼 것이다. 20년 가까이 웃음치료를 하면서 보아왔고 경험 했기 때문에 말할 수 있다.

웃음은 강력한 무기다. 만약 이 웃음이 사라진다면 어떤 현상들이 나타날까? 그 첫 번째가 자신감 상실이다. 자신감 상실은 두려움을 가져오고, 두려움은 자 신의 한계를 제한한다. 또 자신의 생각과 감정을 표현할 수 없어 인간관계에서 어려움을 겪게 된다.

그뿐인가? 자신감의 뿌리인 자존감을 상실하게 되고 자존감이 낮으면 끊임없 이 타인과 비교하게 된다. 환경, 역할, 성적, 학벌, 경제적인 사정이 바로 나 자 신이라고 평가하게 되는 것이다. 눈에 보이는 것, 즉 내세울 것이 없어지면 존 재까지도 흔들려버리고 만다. 삶의 가치가 흔들리게 되면 삶의 방향까지 잃어 버린다. 이런 것들이 반드시 웃음을 되찾아야 하는 이유다.

이제 우리는 다시 시작해야 한다. 웃음으로 정신적인 힘, 자신감과 자존감을 회 복하여 기 살리는 문화를 만들어갈 때다. 이 운동에 적극 참여해주시고 지원해 주신 스타리치북스 출판사에 감사드린다. 또 행복문화를 위해 함께 달려온 웃 음 친구들에게도 감사하고, 영원이·하빈이·한요 세 자녀에게도 늘 고맙고 미 안하다. 마지막으로 우리에게 기쁨의 은사를 주셔서 여기까지 감당하게 하신 하나님 아버지께 모든 감사와 영광을 돌린다.

한국웃음연구소 김채송화 소장

CHAPTER **5**

## 관계 향상을 위한 웃음운동법 관계 편



CHAPTER **6**

## 성공을 부르는 웃음운동법 성공 편

CHAPTER 7

# 행복한 가족 만들기 웃음운동법 가정 편

# 1

# 21세기에 웃음이 꼭 필요한 이유

웃음은 큰 대가를 치르지 않고서도 많은 것을 이뤄낸다.

- 데일 카네기

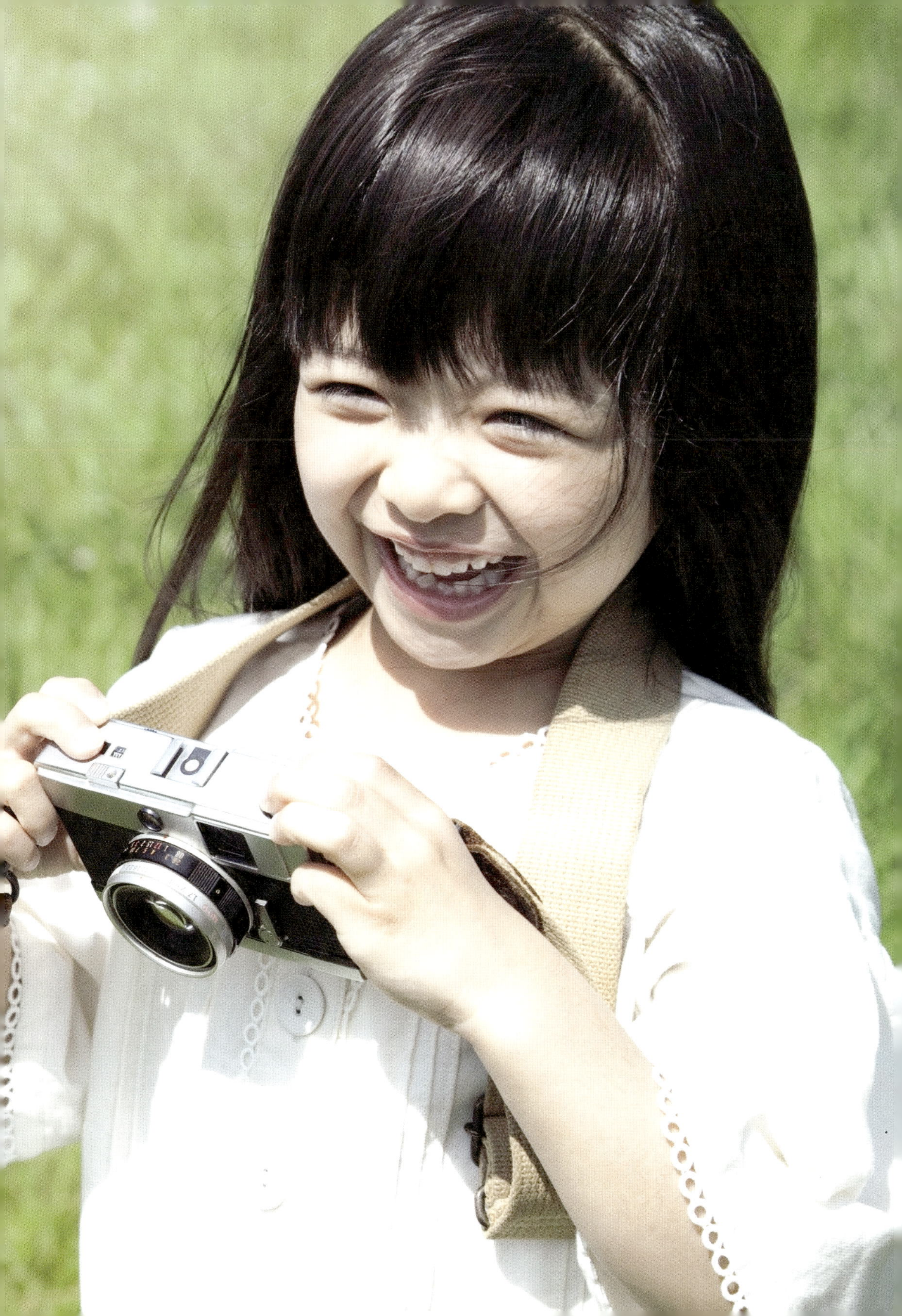

# 갑부가 말하는 운을 좋게 하는 방법이다

'잘 웃기만 해도 운이 좋아질까? 그까짓 웃음이?'

우리가 가진 웃음에 관한 편견이다. 그래서 '웃으면 복이 온다.'는 결과를 누리지 못하는지도 모른다.

대학을 졸업하고 1997년 작은 병원에서 근무하던 시절, 웃음치료를 시작하게 되었다. 그저 환자들을 돕고 싶은 마음에서 시작한 웃음치료였다. 일단 웃으면 표정이 밝아지고 밝은 생각이 건강에 도움이 되기 때문이다.

이렇게 시작한 웃음치료였는데, 하루는 나에게 과분한 제안이 들어왔다. 역삼동에 빌딩을 소유한 건설업을 하시는 분이었다.

"소장님, 저랑 동업합시다."

"동업이요?"

"제가 자본은 투자할 터이니 소장님이 사업을 운영해주시면 안 될까요?"

"무슨 사업이요?"

"정신수련원."

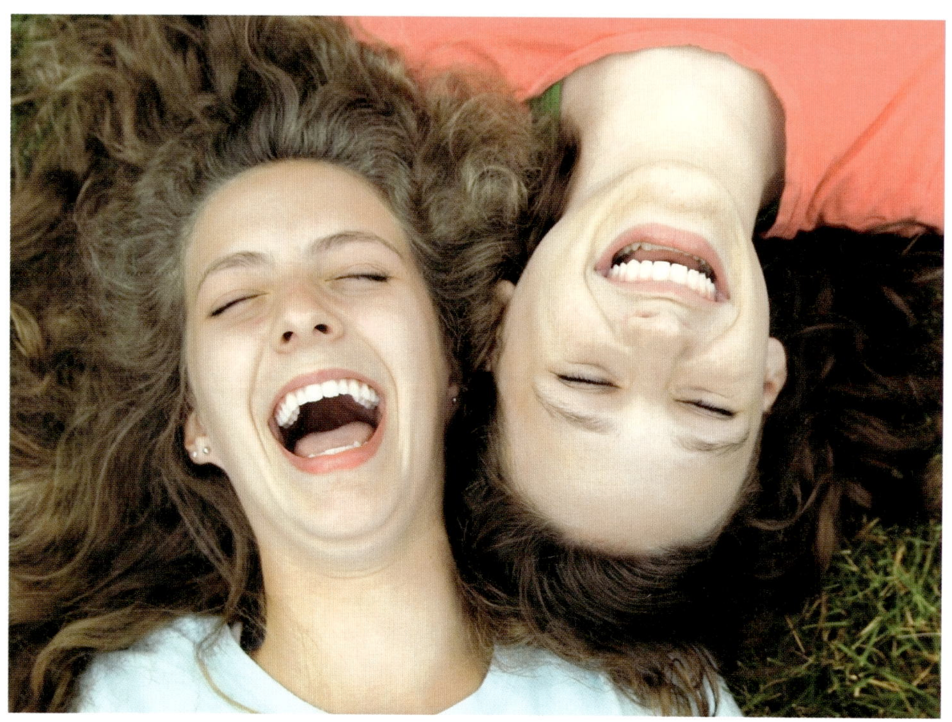

웃음은 행복감을 만들어내고 행복은 끊임없이 플러스 발상을 하게 만든다. 이것이 꼭 웃어야 되는 첫 번째 이유다.

웃음을 가지고 정신수련원을 운영하자는 제안이었다. 웃음 교주보다는 행복문화를 통해 나누는 것이 나의 꿈인지라 정중하게 거절했다.

'하지만 그 많은 사람 중에 나를 파트너로 선택한 이유가 뭘까?'

이유인즉, 잘 웃기 때문에 좋은 일이 끌려온다는 것이었다. 에너지가 좋으면 일이 술술 풀리는 것이 자연의 이치란다.

그 해답은 『시크릿』이라는 책에서도 찾을 수 있고, 세계적인 거부들에게서도 찾을 수 있다. 30대에 거부가 된 '혼다 켄'은 3분 안에 나를 결정하는 방법으로

‘웃음’을 선택했다. 일본의 행복한 부자 ‘사이토 히토리’도 운을 바꾸는 방법으로 ‘웃음’을 꼽았다.

부동산이나 주식에 투자하지 않고 건강식품, 천연 화장품 등을 판매하는 창업자이며, 연속 고액 납세자 10위 안에 선정된 갑부 중의 갑부 ‘사이토 히토리’ 회장은 이렇게 말했다.

“중학교 학벌이 전부지만 나의 일을 즐기는 데에는 어떤 것도 장벽이 될 수 없습니다.”

“운이 좋아지려면 행복해야지요. 그래서 저는 자주, 많이 웃습니다.”

웃음은 행복감을 만들어내고 행복은 끊임없이 플러스 발상을 하게 만든다. 이것이 21세기에 꼭 웃어야 되는 첫 번째 이유다.

# 관점을 이동시키는 성공 열쇠다

"Never give up."

"Never give up."

"Never give up."

케임브리지 졸업식장에서 가장 짧은 연설이자 최고의 연설로 꼽히는 처칠의 명연설이다. 그런데 그것을 아는가? 독일과 싸움에서 승리로 이끌었던 처칠도 무수히 포기하고 싶었다는 사실을. 어린 시절 낙제생이었고, '바보'라고 놀림받고, 지독한 우울증도 앓았을 정도였으니까.

단, 그가 영웅이 된 것은 지독한 환경을 뛰어넘을 수 있는 관점을 가졌기 때문이다. 처칠은 자신과 환경을

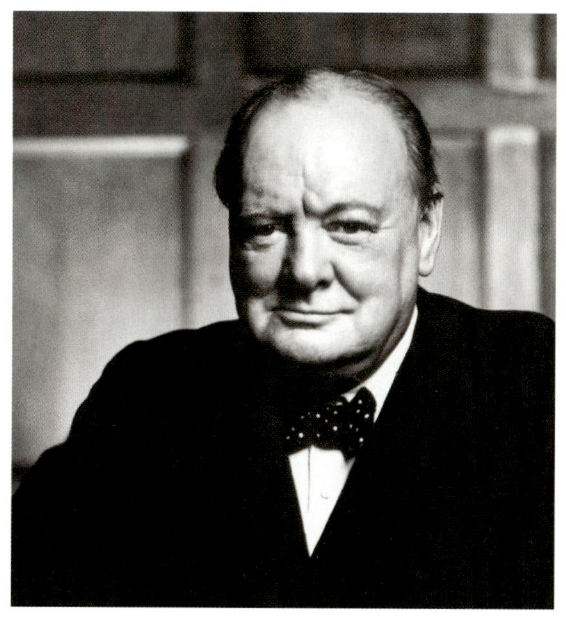

윈스턴 처칠(1874~1965)

바꿀 수 있는 이런 명언을 남겼다.

'어떤 대가를 치르더라도 승리, 어떤 공포에서도 승리, 그 길이 아무리 멀고 험해도 승리해야 한다. 승리 없이는 생존이 없기 때문이다.'

그 승리의 탈출구로 처칠 또한 '웃음'을 선택한 것이다. 웃음이 주는 이런 힘 때문이다.


'나는 웃음의 능력을 보아왔다.

웃음은 거의 참을 수 없는 슬픔을 참을 수 있는 어떤 것으로,

더 나아가 희망적인 것으로 바꾸어줄 수 있다.'

- 밥 호프


'그대의 마음을 웃음과 기쁨으로 감싸라.

그러면 천 가지 해로움을 막아주고 생명을 연장시켜줄 것이다.'

- 윌리엄 셰익스피어


그렇다면 웃음에는 어떤 능력이 있을까? 뇌의 구조는 감정과 기억이 연결되어 있기 때문에 부정적인 감정은 부정적인 기억을 연상시켜 탁월한 인생을 살지 못하도록 부정적인 면을 창조한다. 즉 웃으면 느낌에 충실하게 되어 과거에 집착하고 미래를 두려워하는 것에서 벗어날 수 있게 된다. 사람은 당위적인 자아(해야 하는 것들)와 현실적인 자아 둘 사이의 간격이 크면 클수록 불안해하고 두려워하여 좌절하고 우울감을 느낀다. 어느새 감정은 관점을 만들어내고 관점은 삶의 차이를 만들어내는 것이다.

몇 년 전에 학생 50명을 초대하여 2박 3일간 세미나를 진행했다. '우리도 힐링이 필요해'라는 주제로 자신감과 자존감을 살리고자 시작한 청소년 캠프였다. 공부로만 평가받아왔던 아이들이라 자아상이나 자존감이 바닥이었다. 공부 빼고 99가지는 잘할 수도 있다는 관점을 갖게 하고 싶었기에 이런 질문을 던졌다.

"얘들아, 공부 못하는 장점을 써라."

어처구니없는 질문일지 몰라도 아이들의 관점을 바꾸는 계기가 되었다.

1. 책이 깨끗해서 되팔 수 있다.
2. 일찍부터 부모님과 인생 상담을 할 수 있다.
3. 참고서 비용을 아낄 수 있어 일찍부터 부모에게 효도한다.
4. 남들 공부할 때 우리는 일찍부터 적성을 찾아 나설 수 있다.
5. 나라를 사랑하여 국방의 의무를 일찍부터 질 수 있다.
6. 공부 때문에 자살할 일은 절대로 없다.

자신을 바라보는 관점이 바뀌기 시작하면 새로운 자아상을 가질 수 있다. 지독한 우울증을 극복하고 멋진 처칠이 된 것처럼 내 안의 능력을 깨울 수 있다. 이것이 웃어야 하는 두 번째 이유다.

# 소통과 화합의 관계 기술이다

요즘 자주 강의하는 주제는 '영업 마인드 교육'이다. 그동안은 영업 기술, 영업 노하우가 영업 교육의 대부분을 차지했다. 그런데 내가 진행하는 영업 마인드 교육은 약간 색다르다. 스킬이 아니라 웃음을 통한 '마인드 교육'에 기초를 두기 때문이다.

J헤어는 8회에 걸친 강의를 통해 '행복문화'를 만들어갔고, 'OO은 즐겁다'는 문화를 만들어냈다. '웃음'이 내부 직원에게는 소통과 화합이요, 외부 고객에게는 가족 같은 문화를 제공하는 성장 기회가 되기 때문이다.

소통과 화합은 기업이 성공하는 데 필수 요소다. 소통과 화합이 인간관계에 필요한 기술이자 성장하는 데 발판이기 때문이다. 많은 기업이 여전히 변화 없는 소통과 화합에 교육을 투자하는 것을 보면 알 수 있다.

나는 소통과 화합은 나의 기분에 따라 좌지우지된다고 말하고 싶다. 내 기분이 나쁘면 소통하기가 어렵고 화합하기란 더 어렵기 때문이다. 기분이 나쁘면 프란치스코 교황이 말했던 것처럼 내 말은 독백에 지나지 않을 것이다.

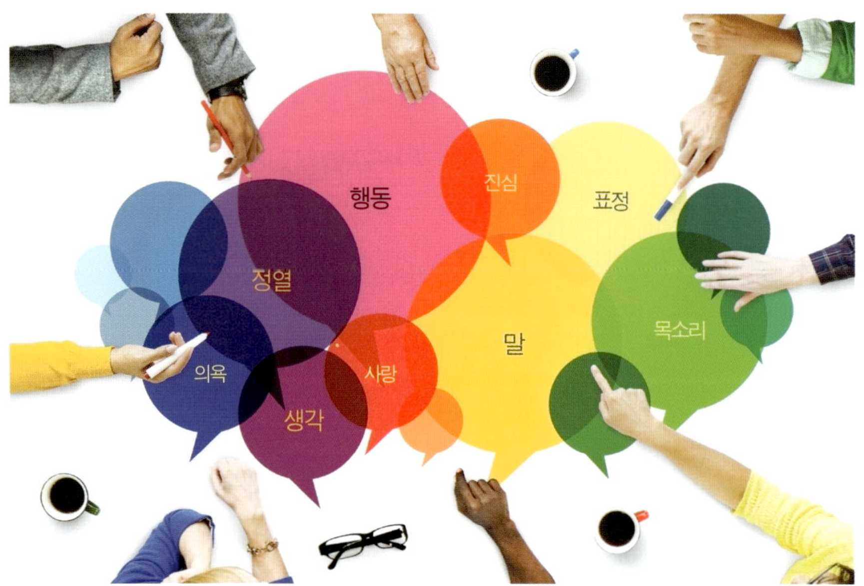

성공은 소통과 화합의 관계가 결정한다. 웃음을 통한 소통은 인간관계를 원활히 한다.

최근 유행하고 있는 유머에서 기분의 중요성을 살펴보자.

50대가 이혼하는 이유? 여행 가는 아내에게 '언제 와?'라고 물어서

60대가 이혼하는 이유는 '얼쩡거려서'

70대가 이혼하는 이유는 '살아 있어서'

정말 살아 있어서, 얼쩡거려서 이혼할까? 내 기분이 나쁘면 상대가 무슨 짓을 해도 다 나쁘게 느껴지는 것이다. 결국 내 기분에 따라 세상이 그리 보이는 것이다.

그렇다면 가장 신경 써야 할 것은 소통과 화합을 위해서 셀프컨트롤(self control)

이다. 카네기 공과대학에서 실패한 사람을 대상으로 조사를 했다. 그러자 15%가 "전문지식이 없어서 실패했습니다."라고 대답했다. 반면 나머지 85%는 "인간관계를 못 해서 사업을 실패했습니다."라고 대답했다. 이처럼 성공은 소통과 화합의 관계가 결정한다.

소통과 화합은 다음과 같은 심리적인 마음을 읽을 수 있게 한다.

| | |
|---|---|
| 말 | 진심 |
| 행동 | 정열 |
| 표정 | 사랑 |
| 목소리 | 의욕 |
| 떠올리는 이미지 | 생각 |

아주 가까이 다가와도 부담감을 느끼지 못하는 친근감을 만들고 싶은가? 최고의 인간관계 기술은 다름 아닌 '웃음의 기술'이다. 이것이 웃어야 하는 세 번째 이유다.

# 당당하게 살아갈 필수 자신감 & 자존감이다

제임스 파울러, 니콜라스 크리스타키스에 의하면 행복은 3단계를 거친다고 한다. 내가 행복해지면 내가 아는 친구와 가족이 15% 행복해지고, 그 친구의 친구는 10%, 3단계 친구는 6% 행복해진다는 연구결과를 냈다. 내가 행복하면 주위 사람도 행복해지는 것이다.

웃음은 이렇게 감기 바이러스보다 파동 효과가 크다. 그런데도 많은 사람이 행복을 '장래에 달성해야 할 목표'라고 생각한다. 그런데 심리학자 윌리엄 제임스는 이렇게 우리의 신념을 뒤집는다. "행복해서 웃는 것이 아니라 웃기 때문에 행복하다."

그렇다면 '행복이란' 무엇을 의미하며 '왜 행복해야 하는가?' 영국 BBC방송에서 '행복'을 '기분 좋음이다.'라고 정의해놓았다. 기분이 상승하면 자신감, 자존감도 덩달아 상승하기에 웃음은 필수 자신감, 필수 자존감이다. 이는 21세기 현대인에게 가장 필요한 정신적인 힘이 아닐까?

최근 강의를 하는데, 1시간 내내 웃지 않던 사람이 쉬는 시간에 내게 이런 말을 했다.

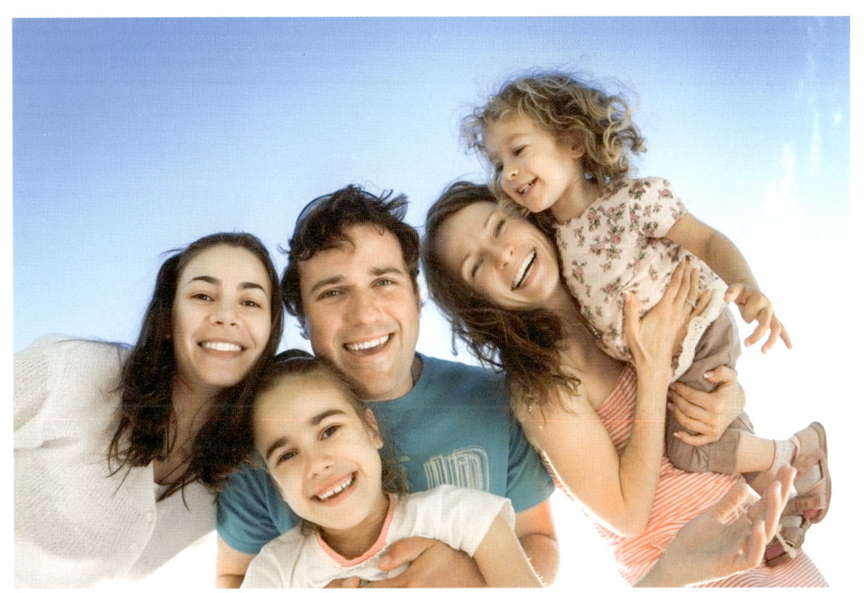

행복해지려면 웃어야 한다. 웃음은 옆 사람에게도 전파되어 함께 행복해지는 강력한 힘이 있다.

"강사님은 목소리가 꽝이에요. 강의하기에 별로 안 좋은 목소리를 가지셨네요."
만약 내가 자신감과 자존감이 낮았다면 그의 말에 어떤 반응을 보였을까? 더
움츠러들었을 것이다. 그렇지만 나는 "하나라도 안 좋은 점이 있어야 인간적인
매력이 있지요."라고 넉살스레 말을 꺼냈다. 이 말을 하면서 서로가 웃었고, 그
다음 시간부터 그는 적극적인 사람이 되었다.

내가 나를 어떻게 바라보느냐가 자신감이자 자존감의 점수다. 남이 나를 어떻
게 평가하느냐는 자존감이 높은 사람에게는 영향을 주지 않는다. 하지만 자존
감이 낮은 사람에게는 남의 평가에 따라 감정이 좌지우지되게 만든다.

자존감이 낮은 사람들에게는 이런 경향이 있다.

첫째, 무엇을 하기 전에 불안함과 두려움, 걱정 근심이 앞선다.

둘째, 크게 웃지 못하고 어떤 행동을 하기 전에 남의 이목이 먼저 의식된다.

셋째, 남의 말을 있는 그대로 받아들이지 못하고 추측하고 의미를 부여하고 오해를 한다.

넷째, 끊임없이 비교하고 열등감에 사로잡힌다는 특징이 있다.


하지만 걱정할 필요가 없다. 자신감과 자존감은 교육만으로도 충분히 올릴 수 있기 때문이다. 에너지가 좋아지면 일을 즐길 수 있는 능력뿐 아니라 나를 수용하고 남을 수용할 수 있는 수용성, 선택하고 의지를 발휘할 수 있는 자율성도 높아지기 때문이다. 이것이 21세기에 왜 웃어야 하는지에 대한 해답이다. 웃음은 필수 자신감, 필수 자존감을 높이는 탁월한 도구가 될 것이다.

# 털어버리는 힘, 감정 조절 능력이다

대한민국은 지금 스트레스 공화국이라 해도 과언이 아닌 것 같다. 2010년 '필립스 헬스 앤 웰빙지수' 자료에 따르면 대한민국은 G20 12개 조사대상 국가 중 평균 지수보다 훨씬 높은 스트레스 지수를 나타냈다고 한다.

아이들은 부모의 치맛바람에 왜 공부하는지도 모른 채 입시 전쟁을 치르고, 대학에 힘들게 들어가면 또 취업이라는 경쟁에 시달린다. 취업 문을 겨우 통과해 입사하면 양육강식뿐 아니라 갑을의 노예처럼 일하고, 어느새 먹고살 만하면 자식과 마누라는 저만치 멀어져만 간다. 아이들 대학 졸업 때까지 일하면 좋으련만 쉽이 되지도 않았는데 명예퇴직을 당하고, 만년 과장으로 눌러앉아 있자니 신입사원뿐 아니라 회사 측에 찍혀 가시방석이고, 명예퇴직을 결정하고 목돈으로 무언가 해보려고 귀농을 하지만 안 해본 일이라 앞날은 두렵기만 하다. 이것들이 현대인이 겪는 사슬과 같은 스트레스다.

그렇다면 현대인에게 가장 필요한 스트레스 관리 능력은 무엇일까? 훌훌 털어버리고 다시 제자리로 올 수 있는 회복 탄력성을 키워야 한다. 웃어버릴 수 있는 능력이 현대사회에서 가장 필요한 능력이다.

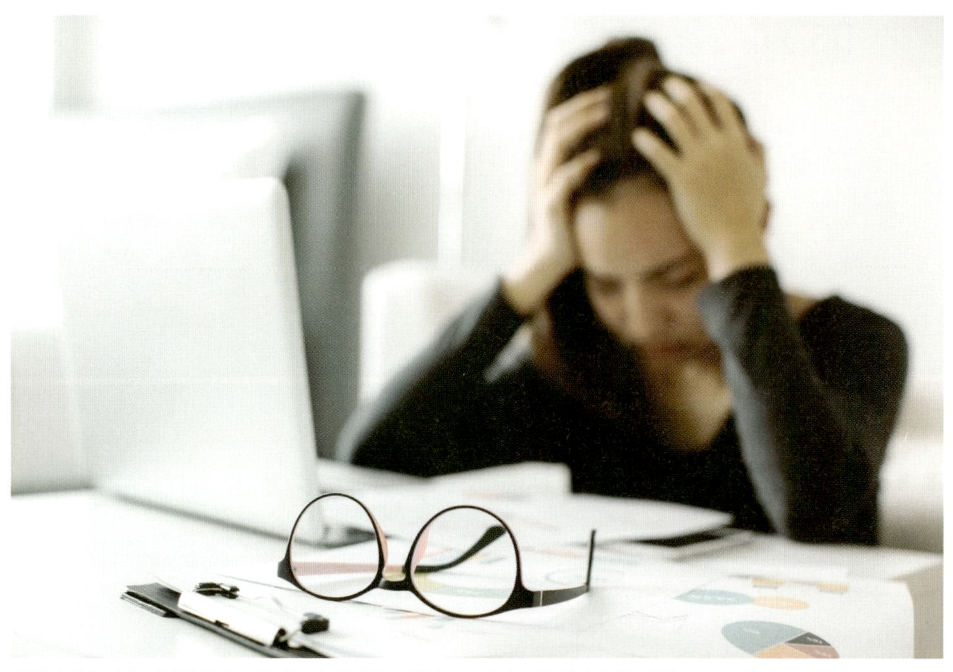

현대인에게 가장 심각한 것은 스트레스다. 감정을 조절하고 스트레스를 털어내려면 웃음이 필요하다.

감정 조절 능력이 힘든 신입사원이 상담을 하러 왔다. 수학 천재라서 명문대 전자학과를 졸업하고 취업을 한 친구였다. 어느 날 동료가 그에게 "바보야, 그것도 몰라?"라는 말을 툭 던졌는데 며칠 후에 그 친구는 사표를 던졌다.

수많은 경쟁을 뚫고 어렵게 들어간 회사인데 말 한마디에 그런 무모한 짓을 하는가. 스트레스를 털어버릴 힘이 없다면 내 감정은 남의 말에 요동치게 된다. 21세기를 살아가는 우리에게 털어버릴 힘, 감정 조절 능력은 꼭 필요한 정신적인 힘이다.

왜 웃어야 하는가? 그 이유를 도산 안창호 선생의 말씀으로 끝맺고자 한다. 도산 안창호 선생은 일제 치하에 동네 어귀마다 이색적인 글귀를 써 붙여 웃음운동을 펼쳤다.

'젊은이, 아이들, 늙은이 할 것 없이 빙그레, 방그레, 벙그레 웃자.'

비록 나라는 빼앗겼어도 정신만은 빼앗기지 말자는 의미다. 정신적인 힘이 살아 있으면 다시 일어설 수 있기 때문이다. 우리는 지금 암 발병률 1위, 저출산율 1위, 이혼율 1위, 자살률 1위 등 모두 스트레스의 지배 아래 있는지도 모른다. 이때 돌파구는 바로 털어버릴 수 있는 힘이다.

# 질병 없이 살아가게 하는
# 만병통치약이다

17년 전 웃음치료를 시작할 때만 해도 많은 사람에게 질문을 받았다.

"웃음을 가지고 뭘 연구해요?"

"웃음으로 먹고는 살아요?"

그러나 지금은 '웃음은 만병통치약'이라고 말해도 그 사실을 모르는 사람이 없을 정도다. 그만큼 웃음치료가 대중화되었기 때문이다. 웃음의 효과들이 신체학적·사회학적·정신적 측면까지 놀랍도록 증명되었다. 그렇다면 웃음의 신체학적 측면, 즉 만병통치약 측면에서 보고자 한다.

나는 1997년에 병원에서 대체의학 상담을 하면서 많은 암 환자들을 만났다. 그 후로 20년 가까이 웃음을 업으로 삼으면서 우울증·대인기피증·불면증·공황증 환자들을 만났고, 병원에서 포기한 사람일지라도 웃음을 되찾았을 때 건강을 회복하는 수많은 사례를 보았다.

어떤 유방암 환자에게는 3주 만에 암세포가 사라지는 기적 사례도 있었고, 어떤 폐암 환자는 다시 CT 촬영을 하자는 기적의 일화도 있었다. 기흥에 사는 7

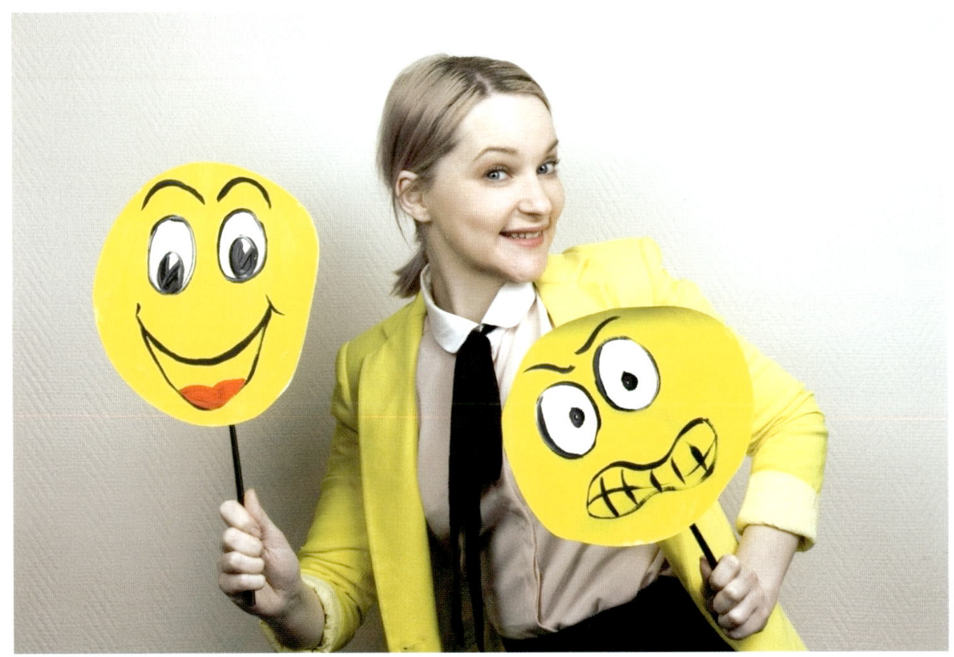

웃음은 병도 낫게 하는 힘이 있으며 웃으면 복이 온다. 또 신체의 균형을 잡아주고 면역체도 활성화시킨다.

세 꼬마는 가와사키 동맥이 축소되는 희귀병이 사라지는 경험을 했고, 고1 백혈병 여학생은 병원에서 기적 사례로 발표하자는 제안도 받았다.

도대체 웃음이 어떤 만병통치약이기에 이런 일이 벌어지는 것일까?

웃으면 건강해지는 복이 온다. 무너진 신체를 균형 잡아주고 조율할 뿐 아니라 면역체도 활성화시킨다. 한 번 웃는 것은 윗몸일으키기 23번 하는 효과와 같고 650가지 근육 중에 231가지 근육을 움직여 하는 전신운동과도 같다. 실컷 웃고 나면 체온이 올라가 모든 혈관이 이완되고 면역체가 활성화된다. 체온은 가장 중요한 항상성이다.

한 번 크게 웃고 나면 암세포를 직접 공격하는 NK세포(자연살상세포)들은 활성화

될 뿐 아니라 질병과 싸울 수 있는 에너지 공장인 미토콘드리아가 힘을 받게 되는 것이다.

암, 당뇨, 아토피를 절로 낫게 하는 일본의 후나세 슌스케 의학교수는 이렇게 말한다.
"21세기 의학의 중심은 바로 '웃음치료'다."
우리 몸은 '일체유심조(一切唯心造)', 즉 마음을 반영한다. 이것이 21세기에 왜 웃어야 하는지에 대한 가장 큰 이유다.

# 자녀에게 물려줄 최고의 유산이다

최근만 해도 많은 부모에게서 전화를 받았다.

"선생님, 우리 아들이 서울대 ○○과에 수석으로 들어갔는데 심한 우울증인 것 같아요."

"우리 아이가 학교 가기를 죽기보다 힘들어해요."

"선생님, 우리 아들이 오토바이 사건으로 교육 중이에요. 아이 때문에 사는 게 힘들어요."

"선생님, 우리 아이가 아무 이유 없이 눈물을 흘려요."

환경은 더 좋아졌지만 가정 문제는 점점 더 불거지고 있다. 뒤돌아보면 부모들이 아이들에게 어떤 양육 태도를 취했는지에 대한 결과인 셈이다. 많은 부모가 아이들을 향한 기대 때문에 보이지 않는 압박을 가한다. 부모 자신들이 채우지 못한 욕구를 아이들에게 강압하는 것이다.

물론 압박하는 일이 꼭 나쁘다는 말은 아니다. 단, 보이지 않는 유산도 반드시 물려주라는 얘기를 하고 싶다. 인생을 살다가 수렁에 빠질 때, 위기를 극복할 수 있는 사람이 성공한다. 유쾌지수, 긍정지수, 웃음지수가 높은 사람이 결국

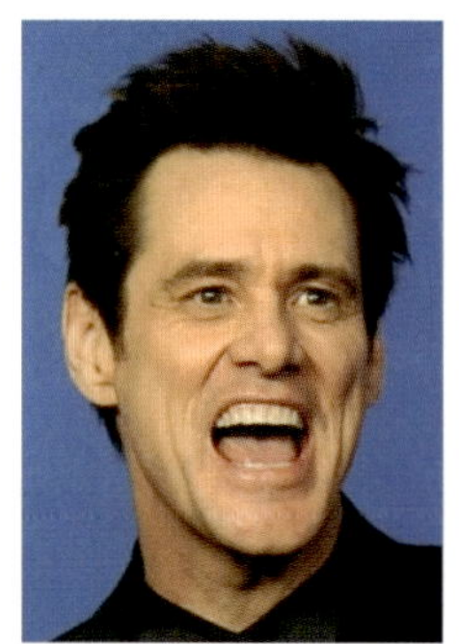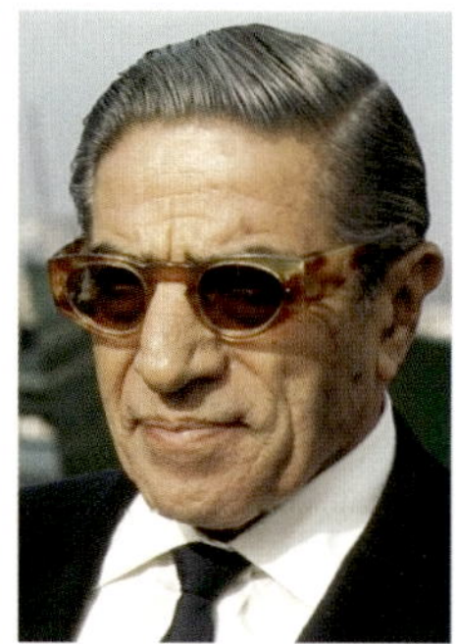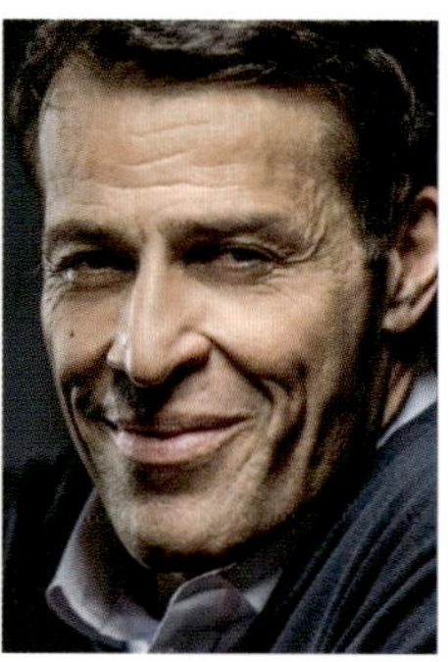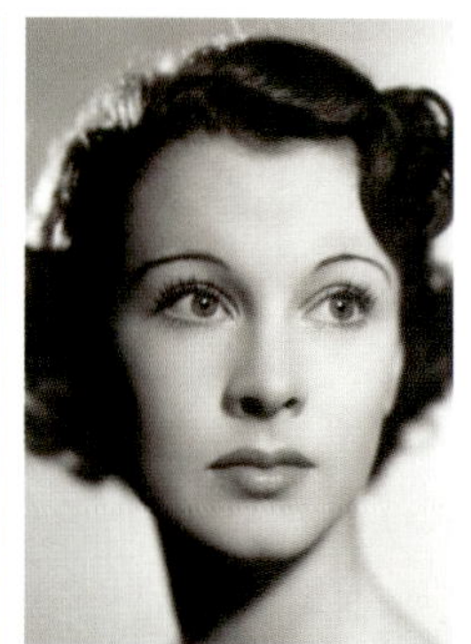

성공한 사람들에게는 성공 뒤에 숨겨진 공통점이 있다. 그것은 위기를 극복하고 다시 일어선 사람이라는 점이다.

성공한다는 말이다. 하버드에서 성공한 사람들을 조사한 결과다. 이제 삶의 밑바닥 절망 가운데 떨어졌더라도 다시 일어설 수 있는 힘을 자녀들에게 가르쳐야 한다. 우리 기성세대의 삶으로 보여줘야 한다.

예를 들자면, 5년이라는 무명 기간 동안 집이 없어 기차에서 자고 햄버거로 끼니를 때우면서도 웃음을 잃지 않았던 영화배우 짐 캐리, 고된 노동 근로자이면서 긍정을 포기하지 않은 선박 왕 오나시스, 찢어질 듯한 가난 속에서도 유쾌함을 잃지 않고 최고의 동기부여가가 된 앤서니 라빈스, '바람과 함께 사라지다'의 스칼렛 역을 맡은 비비안 리 등 이 사람들에게는 성공 뒤에 숨겨진 공통점이 있다. 위기를 극복하고 다시 일어선 사람이라는 점이다. 가난과 모든 수치를 가졌지만 그것을 도리어 힘으로 바꿀 수 있었다. 오프라 윈프리처럼 '그것이 뭐 어쨌다고? 지나간 과거일 뿐인데.' 하며 넘겨버릴 수 있는 긍정지수가 그것이다. 절망과 좌절, 두려움을 이겨낼 수 있는 내적인 유산이 그들에게는 있었다.

마지막으로 보험판매원으로 27세에 백만장자가 되었던 '폴 마이어'를 예로 들어보자.

어린 시절 폴 마이어는 가난 중에서도 엄마에게 이런 교육을 받았다.

"애야, 동전의 앞뒤가 있듯이 성공도 행복도 마찬가지란다. 그런데 그것은 선택이란다. 행복을 선택하면 불행을 맛보지 못할 것이고, 불행을 선택하면 행복을 맛보지 못할 것이다. 그러니 행복할 때나 힘들 때나 웃음을 선택하거라."

물질적인 것은 없다가도 있고 있다가도 없어지는 성질을 가졌지만, 눈에 보이지 않는 유산은 살아가면서 삶의 버팀목이 된다.

이제 다음 세대에게 꿈꾸게 해야 한다. 부모 품에 있을 때 밝은 미소, 밝은 언어, 밝은 생각, 풍요의식을 물려줘야 한다. 우리 아이들이 넘어졌더라도 다시 일어설 수 있는 유산을 물려줘야 한다. 미래를 긍정의 눈으로 볼 수 있는 힘을 물려줘야 한다.

# 새로운 미래의 트렌드다

시대가 변하면 시대가 원하는 인재상도 바뀌게 마련이다. 얼마 전 MBC 뉴스에서 '4차 산업혁명, 우리는 무엇을 준비해야 할까?'라는 기사를 방영했다. 4차 산업이 미래의 트렌드이기는 하지만 시청자들에게는 충격이 아닐 수 없다. 향후 10년 안에 '일자리 710만 개가 사라지고 200만 개가 새로 생긴다.'는 기사. 세계경제포럼에서 2020년 직업 미래 보고서에 발표한 내용들이었다.

로봇이 비행기 조종사로 자리매김하고, 드론이라는 로봇이 양식장에 나가 작업을 하고…. 이대로라면 가장 안정적인 직업에 종사하는 자들이 대체되는 것이다. 특히 은행, 조선업, 반도체 및 자동차 관련 생산직은 전부 로봇으로 대체될 전망이라고 한다.

지금의 초등학생들은 우리가 생각지 못한 새로운 직업을 갖게 될 것이 분명한 사실로 다가온다. 그렇다면 시대는 이렇게 빠르게 변해가고 있는데 학부모들은 어떤 변화를 느끼고 있는가?

지난번 초등학교에 강의를 갔을 때 교장 선생님이 이런 말씀을 학부모들에게 던졌다.

"다른 것은 책임질 수 없어도 공부는 책임지겠습니다."

그 말에 학부모들은 열광했다. 그것을 본 나는 사람을 살리는 심리학 박사로서 가슴이 답답하기만 했다. 문득 LA에서 만났던 학부모가 생각났다.

LA에서 세미나를 마치고 쉬는 시간에 한 부모님이 오셔서 상담을 신청하셨다. 아들이 너무나 똑똑해서 한국 살림을 다 접고 미국으로 이민을 결정했다고 했다. 부모는 "너는 이 집의 기둥이니 손 하나 까딱하지 말고 공부만 하거라." 하며 키웠단다. 아들은 부모의 기대에 부응했고 하버드를 졸업하여 미국 대기업에 입사했다.

그런데 문제는 그때부터 발생하기 시작했다. 상사와 끊임없이 갈등이 일어났다. 아들은 '이것 해라, 저것 해라.' 하는 상사의 지시를 견디지 못했다. 대접만 받고 자란 아들은 조직에서도 대접만 받기를 원했기에 누군가 자기에게 하는 지시를 견딜 수 없었던 것이다. 결국 사직서를 던지고 다른 회사에 들어가서도 똑같은 상황이 벌어졌다.

문제는 그 후로 두 번 세 번 옮기다 보니 새로운 직장에서 이전 직장 상사의 추천서를 요구했다. 모든 상사가 거절했고 결국 수재였던 아들은 이제 어디에도 취직할 수 없게 되었다.

인력이 부족한 사회에서는 공부만 잘하면 출세할 수 있는 길이 열려 있었다. 하지만 지금은 정보는 기계가 대체하는 시대가 되었다. 감성이 필요한 시대가 된 것이다. 예를 들어보자.

"소장님, 이제 저는 교수가 아니라 보따리 장사예요."

"그게 무슨 말씀인가요? 교수만큼 편하고 교수만큼 안정적인 직업이 어디 있다고요?"

"제가 학생들을 가르치는 교수인지 영업사원인지 모르겠어요."

겨울 학기가 끝나면 팸플릿을 들고 고등학교에 찾아가서 학생 모집 영업을 해야 한다고 했다. 이것이 지방대 교수로서 여간 스트레스가 아니란다. 우리가 살아가는 변화된 모습이고 현실이다. 그렇다면 이런 흐름에서 새로운 21세기는 어떻게 준비해야 할까?

최고 석학 다니엘 핑크의 『새로운 미래가 온다』라는 책을 인용해보자.

'미래는 디자인, 스토리, 조화, 놀이(웃음), 공감, 의미를 부여하는 사람이 이끌 것이다.'

하이콘셉트 시대에는 하이터치가 이끈다는 것을 알 수 있다. 많은 대학이 문과를 없애고 공과를 개설하고 있는 게 현실이다. 취업을 잘할 수 있기 때문이다. 한 치 앞만 바라보면 이것이 올바른 선택인지도 모른다. 그러나 알파고가 등장한 현실은 다르다.

영국 최고를 자랑하던 투자가 550명이 해고되었다. 그 현실만 보더라도 고도로 스트레스를 받는 사람들에게 공감하고, 격려하고, 조화를 이룰 수 있는 인재가 더 필요한 사회가 될 것이다.

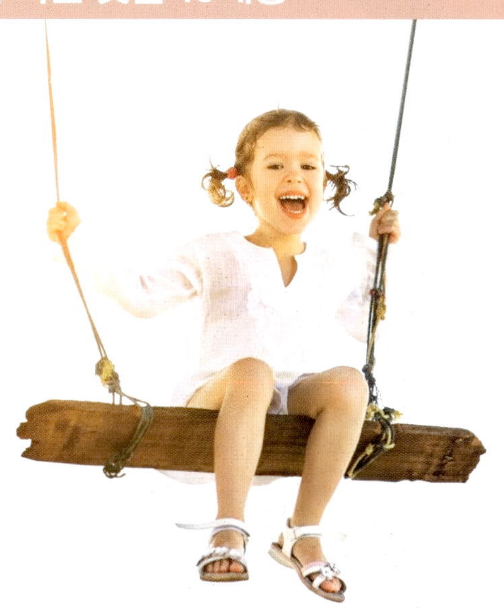

① 크게 웃어라.

② 억지로라도 웃어라.

③ 일어나자마자 웃어라.

④ 시간을 정해놓고 웃어라.

⑤ 마음까지 웃어라.

⑥ 즐거운 생각을 하며 웃어라.

⑦ 함께 웃어라.

⑧ 힘들 때 더 웃어라.

⑨ 한 번 웃고 또 웃어라.

⑩ 꿈을 이뤘을 때를 상상하며 웃어라.

# CHAPTER 2

# 건강을 만드는 웃음운동법

## 건강 편

하루에 15초씩 웃으면 2일을 더 산다.

- 볼메리얼 병원

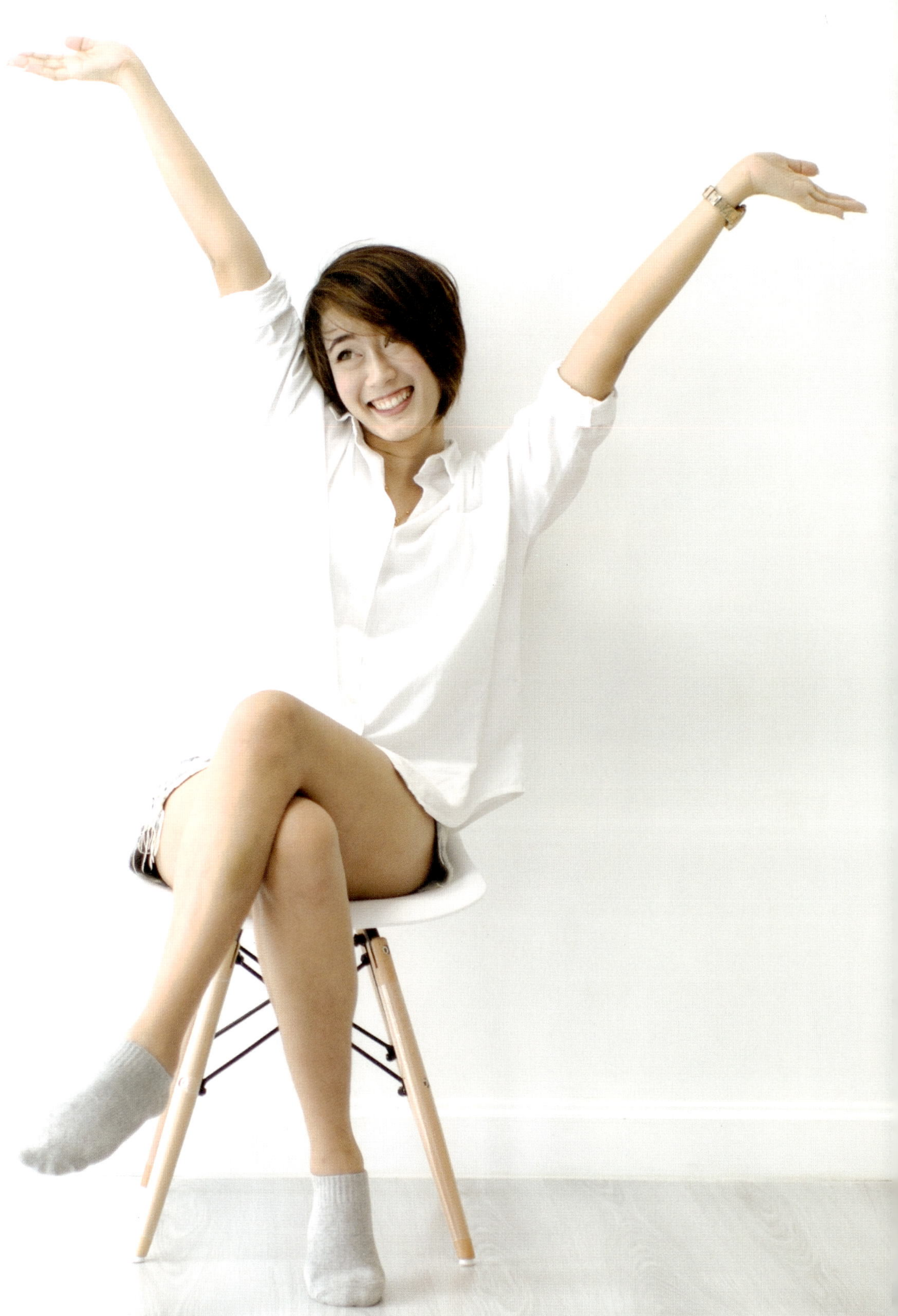

# 01



## 건강은 면역 활성화가 답이다

— 명치 두드리기 웃음운동법

정상인의 몸에도 하루에 수천 개씩 암세포가 생긴다. 그렇지만 건강한 사람은 암세포를 공격하는 세포 또한 활발하다. 일본 의학자에 의해 밝혀진 지 50년 정도밖에 되지 않은 NK세포(자연살상세포)가 그중 하나다. 그런데 이 NK세포는 웃으면 더 활발해진다.

1997년부터 웃음치료를 시작한 후 수많은 기적을 체험한 이유도 NK세포 덕분이다. 면역수치 3,000을 넘기지 못한 대장암 환자가 웃음치료 4일 만에 5,000이라는 정상수치를 올렸다. 세미나 기간 중에 죽음을 앞두고 자신의 유품을 정리한다던 대전에 사는 한 의사의 아내는 7년째 멀쩡하다.

그렇다면 NK세포(자연살상세포)란 무엇인가? NK세포는 선천적인 면역을 담당하는 혈액 속 백혈구의 일종인데, 간과 골수에서 성숙한다. '자연살해세포'라고도 하는데 바이러스에 감염된 세포나 암세포를 직접 공격해 없애는 것이 주기능이다. NK세포는 암세포에 달려들어 퍼포린을 분비해 암세포의 세포막을 뚫고 암세포를 빨갛게 물들이고 파괴시킨다. 그뿐 아니라 암세포의 전이, 증식, 암이 재발

하는 줄기세포까지 효과적으로 제어한다.

미국 MD앤더슨, 세계적인 암센터에서 종신교수가 된 김의신 박사도 이렇게 말했다.

"암에도 기적적인 치유가 일어난다. 나는 최소한 20명 넘게 봐왔다. 무조건 항암을 하면 우리 몸의 단백질이 파괴되고, 무조건 방사선을 하면 우리 몸이 확 구워져버리기에 무엇보다 암에 걸린 사람들은 잘 먹고 즐거운 마음을 키워야 한다."

직장을 그만두고 하루 종일 암과 죽음을 떠올리며 걱정하기보다 행복에 집중해야 한다. 즐거우면 뇌 혈류량이 20%나 증가하고, 산소를 몸에 구석구석 운반하기 때문이다. 거기다가 웃음운동까지 한다면 평상시보다 3~4배 많은 산소(68㎖가량)를 마시게 된다. 이것이 건강을 유지할 수 있는 비결이다.

## 😊 명치 두드리기 웃음운동법

명치는 화가 쌓이는 곳이기도 하고 가슴 답답함을 호소하는 곳이기도 하다. 명치만 잘 두드려줘도 화병을 해소하고 면역체를 활성화시킬 수 있다. 특히 흉선을 자극하면 T세포를 활성화하여 스트레스 해소뿐 아니라 암 예방에 탁월하다.

### how to

1 오른손 주먹을 쥔다.

2 명치 끝을 두들겨준다.

③ 하나 둘 셋 넷 다섯 여섯 일곱 여덟, 숫자를 세어가며 두들겨준다.

④ "하 하하 하하하" 소리와 함께 길게 15초간 웃으며 두들겨준다.

⑤ 길게 숨을 들이마시고 '하~' 길게 여러 차례 뱉어내며 마무리한다.

⑥ 같은 동작을 세 차례 반복한다.

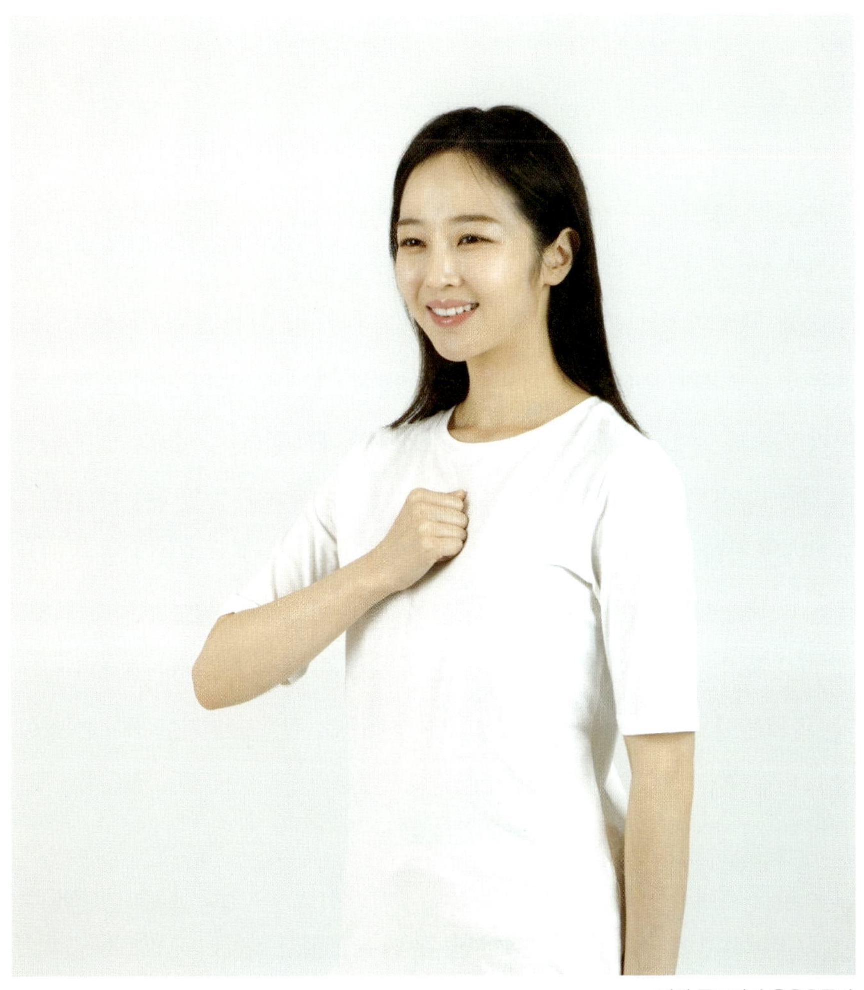

명치 두드리기 웃음운동법

# 23개 유전자를 깨워야 장수한다

## – 혓바닥 내밀기 웃음운동법

쓰쿠바대학 명예교수 무라카미 가즈오 박사는 말한다.

"웃으면 23개 유전자의 스위치가 켜진다."

웃는 것으로 생명 활동의 스위치를 켤 수 있다는 것이다. 우리 몸에 23개 유전자가 있는데 실제로 활동하는 것은 3%에 불과하다고 한다. 나머지 97%는 가만히 잠자고 있다는 뜻이다. 잠자는 유전자만 깨워도 장수할 수 있다는 얘기다.

유전자는 삶의 활력이 생기기만 해도 깨어난다. 이때 엔도르핀보다 몇천 배가 좋은 다이도르핀이 분비되어 암을 이길 수 있는 인터페론, 엔도르핀 등이 200배 이상 증가한다. 감사하고 감동할 때는 엔도르핀보다 4,000배나 효과가 있는 다이도르핀이 분비되어 삶을 황홀하게 만들어준다. 결국 유전자를 깨우는 것이 장수 비법이다.

그 실화를 기네스북에 오른 프랑스 잔 칼망에게서 볼 수 있다. 1870년대에 태어난 잔 칼망이 60세가 되었을 때 한 40대 남자가 찾아왔다.

"누님, 누님이랑 결혼하고 싶어요. 단 누님이 돌아가시거든 저에게 유산을 물려주세요."

거절할 이유가 없었다. 죽은 후에 재산이 뭐가 필요하겠는가? 그런데 남자는 20년을 더 살았고, 잔 칼망은 그 후로 63년을 더 살았다고 한다.

웃지 못할 해프닝 같지만 두 사람의 기분 분포도를 보면 결과는 뻔한지도 모른다. 80세에 펜싱을 배우고 90세에 말 타기를 할 정도로 잔 칼망은 끊임없이 삶을 즐겼다. 남자는 41세, 여자는 44세가 평균수명일 때도 그녀의 유전자는 123세까지 장수한 것이다.

물론 장수한 잔 칼망을 두고 두 가지 의견이 있다.

첫째, 잔 칼망은 장수 유전자를 가졌다.

둘째, 그녀의 즐거움이 장수 유전자를 만들었다.


어쨌거나 분명한 사실은 행복하면 장수한다. 몸이 차가워서 땀구멍이 막혔다면 땀구멍이 열릴 것이고, 머리가 스트레스로 하얗다면 즐거움으로 까만 머리가 올라올 것이다. 실제 한국웃음연구소의 사례들처럼 말이다.

자, 이제는 나의 장수 유전자를 깨워 활력 있는 삶을 살아보자.


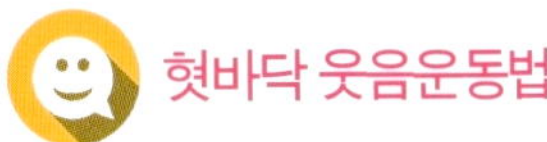 **혓바닥 웃음운동법**



우리의 뇌를 20대처럼 유지하려면 세 곳을 자극해주면 된다고 와일더 펜필드 박사는 말한다. 혓바닥, 손바닥 그리고 발바닥이다. 그렇다면 인도에서 독소 배출을 위해 많이 쓰는 혓바닥 웃음운동법을 배워보자.

1. 일단 짝을 만든다.

2. 가위바위보를 해서 진 사람이 먼저 혓바닥을 내민다.

3. 혀가 풀어졌으면 혀를 누가 길게 내밀 수 있는지 내기한다.

4. 길게 낸 사람이 이긴다.

5. 이때 15초 이상 혀를 길게 내민 상태에서 길게 웃는다.

6. 이때 나오는 기침이 막혔던 기를 뚫어준다.

7. 양손을 목에 대고 흔들어주면 민망함을 줄여줄 수 있고 더욱 재미있다.

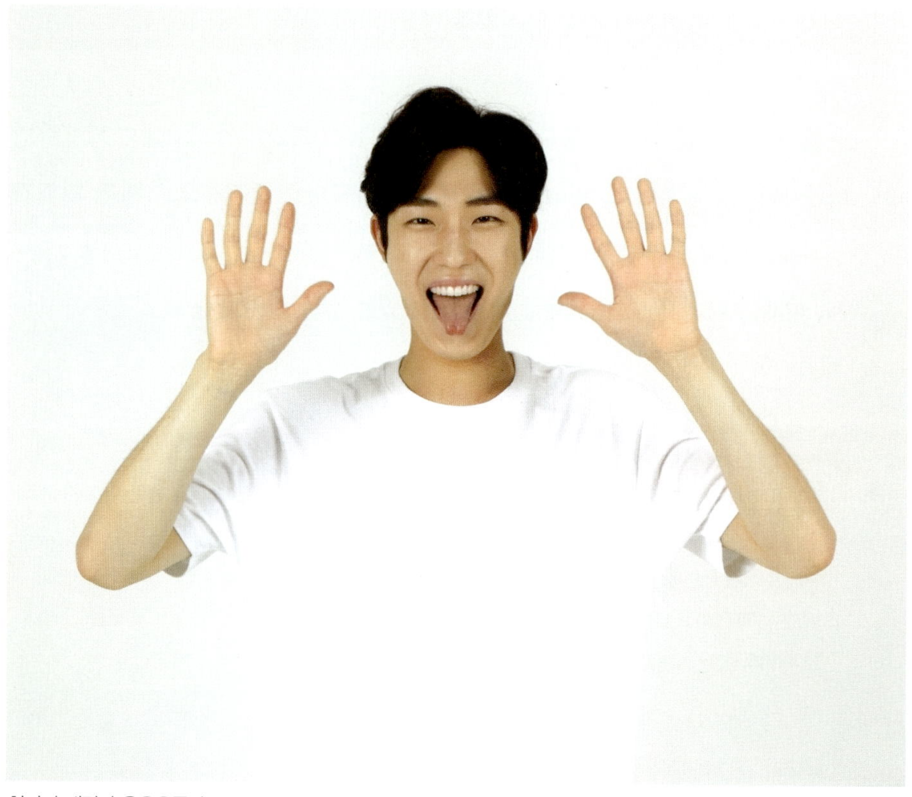

혓바닥 내밀기 웃음운동법

# 03

# 자율신경 조율이 오장육부의 건강이다

― 손가락 돌리기 웃음운동법

세계적인 면역학의 권위자 아보 도루 교수는 건강 유지법으로 세 가지를 제안한다. '웃는 것', '식사를 개선하는 것', '몸을 따뜻하게 하는 것.' 이 셋 중에 가장 쉬워 보이면서도 어려운 것이 '웃음'인지도 모른다. '웃을 일이 있어야 웃지?' 라는 신념을 깨기가 쉬운 일은 아니기 때문이다.

그래서 한국웃음연구소는 20년 가까이 두 가지 슬로건을 제시해왔다. '웃음은 선택이다.' 라는 슬로건과 '웃음은 운동이다.' 라는 슬로건이다. 비가 와도 웃고, 눈이 와도 웃고, 기분이 꿀꿀해도 웃을 수 있다고 주장한다. 왜? 웃음은 선택이고 웃음은 운동이니까. 웃을 줄 모른다면 탁월한 인생을 살도록 부여받은 인간이 동물과 다를 바 없게 되는 것이다.

'웃을 줄 아는 것이 사람, 웃지 못하는 것이 동물이다.' 라는 일화가 있다.
한 선교사가 오지로 선교를 떠났다. 오지에 도착해서 보니 도대체 누가 사람이고 누가 원숭이인지 구분이 되질 않았단다. 그래서 본국에 전보를 쳐서 물었더니 이렇게 회신이 왔다.

"웃는 것이 사람, 웃지 못하는 것이 동물입니다."

그렇다면 지금 우리는 동물인가, 사람인가? 생각해볼 일이다.

세계웃음협회장 스티브 윌슨은 말한다.

'기쁨을 뒤로 미루지 마라.'

'기쁨이란 인생을 마음껏 향유하는 즐거움이자 인간답게 사는 행복이다.'

인간만 가진 가장 멋진 특권이 '웃음'이다. 그렇다면 인간은 특권인 웃음을 하루에 몇 번이나 웃고 살까? 한 통계에 의하면 미국인은 하루에 15번 정도 웃고, 한국인은 6번 정도 웃는다고 한다. 그것도 4번은 비웃음, 2번은 기가 막혀서 겨우 웃는다는 통계다.

80년을 산다고 가정하면 일하는 데 26년, 잠자는 데 22년, 근심 걱정에 6년 7개월, 화장실에서 3년 반, 변비 환자로 4년, TV 보는 데 10년, 수다 떠는 데 10년, 그렇다면 웃는 시간은? 웃는 시간은 하루에 5분 웃는다고 쳐도 고작 20일도 안 되는 수치다.

웃으면 마음이 즐겁고, 마음이 즐거우면 인생이 즐겁다.

##  손가락 돌리기 웃음운동법

손가락 돌리기는 뇌를 활성화함으로 자율신경을 조율하고 높아진 교감신경을 낮춰주며 낮은 부교감신경을 활성화시켜 몸의 균형을 이뤄주는 탁월한 웃음운동법이다. 그뿐 아니라 소리마다 몸을 자극하는 부위가 달라 오장육부를 튼튼하게 만들어준다.

**하** : '하'는 가슴 근육을 움직여주고 간의 독소를 제거하는 데 탁월하다.

**히** : '히'는 머리를 맑게 해주는 데 탁월하다.

**후** : '후'는 단전을 자극해서 변비 환자에게 탁월하다.

**헤** : '헤'는 목, 특히 갑상샘을 자극해서 면역체에 탁월하다.

**호** : '호'는 가슴과 배를 움직여주고 장기들을 건강하게 하는 데 탁월하다.

## how to

1 손가락을 끝을 서로 맞대고 구령에 맞춰 10번 쳐준다.

2 오른손과 왼손 손가락을 서로 돌려가며 15초씩 길게 웃는다.

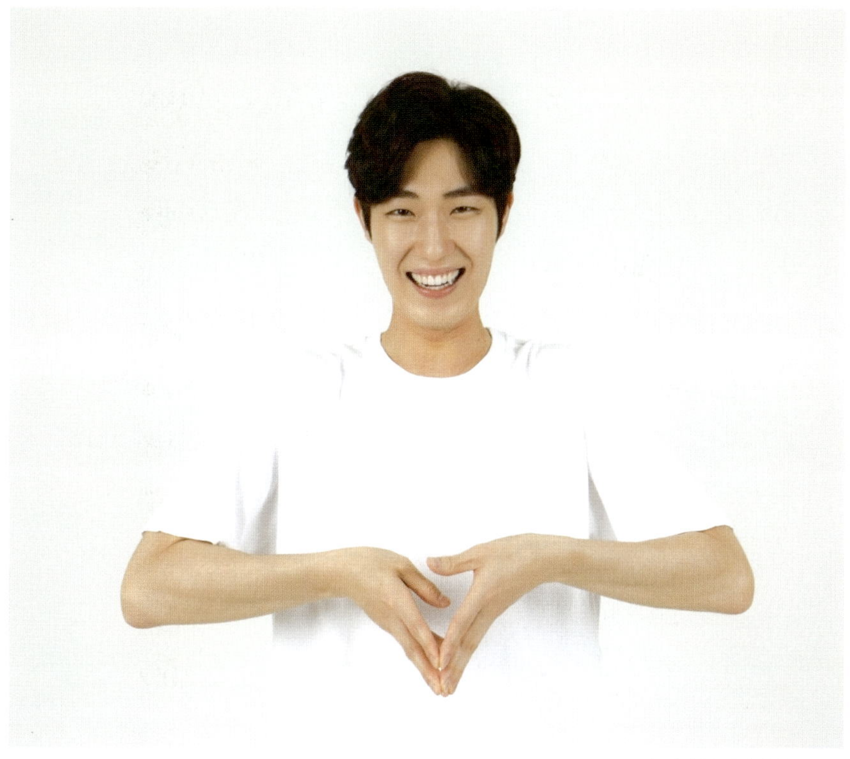

손가락 돌리기 웃음운동법

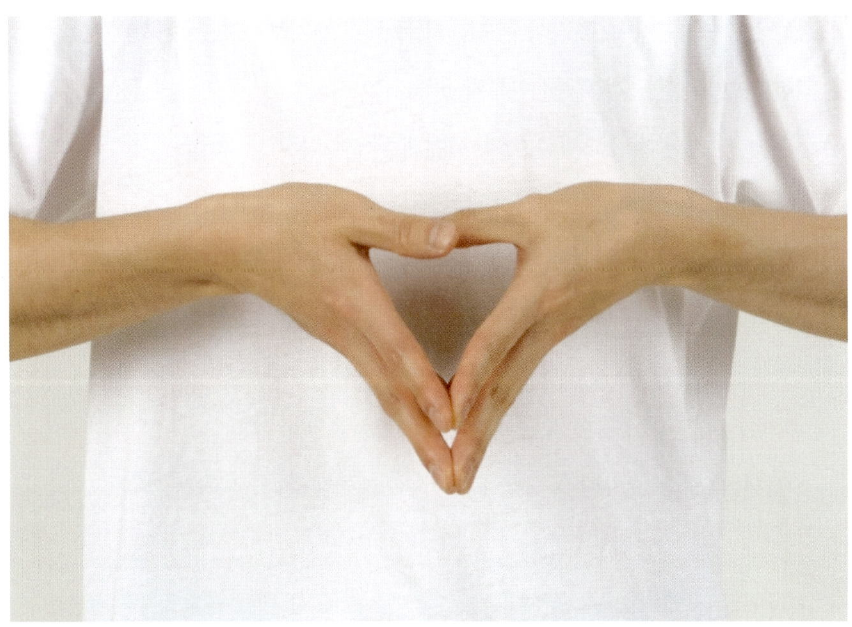

손가락 돌리기 웃음운동법

3 양손 엄지손가락을 돌리며 '하~' 발음으로 15초간 길게 웃는다.

4 양손 검지손가락을 돌리며 '히~' 발음으로 15초간 길게 웃는다.

5 양손 중지손가락을 돌리며 '후~' 발음으로 15초간 길게 웃는다.

6 양손 약지손가락을 돌리며 '헤~' 목의 울림을 느끼면서 15초간 길게 웃는다.

7 양손 소지손가락을 돌리며 '호~' 가슴과 배의 울림을 느끼면서 15초간 길게 웃는다.

# 04

# 대인기피증 탈출하려면 불안을 잡아라

— 박장대소 웃음운동법

질병을 길게 앓다 보면 꼭 따라오는 것이 '대인기피증'이라는 관계 단절 증상이다. 이런 분들에게 웃음은 그야말로 묘약 중의 묘약이다.

몇 년 전에 한 40대 초반 남성이 가족 힐링 캠프 '행복여행 2박 3일'에 들어왔다. 합정동에 살고 있는 그는 대인기피증을 앓고 있는 개인사업자였다. 기계를 다룰 줄 아는 직원과 싸우면서 대인기피증이 시작되었다. 화난 직원이 사장인 자신을 째려봤는데, 그때 살기를 띤 직원의 눈빛이 너무나 무서웠단다. 그 후로 사람의 눈을 바로 쳐다볼 수가 없었고 사장인 자신이 오히려 출근하기가 죽기보다 싫었다고 했다.

그 두려움은 점점 커져서 아내의 눈도, 딸의 눈도 제대로 바라볼 수 없는 지경에 이르렀다. 죽을 것 같은 공황증으로 번져갔다. 산을 좋아했는데 산에 가면 두 다리가 떨리고, 엘리베이터를 타면 죽을 것 같은 두려움, 심지어 선풍기 앞에서도 숨이 막혀 죽을 것 같은 공포심이 엄습해왔다. 그래서 몇 년 동안 정신병원, 정신수련원 등 여기저기 찾아다니다가 웃음치료를 받게 된 것이다.

대인기피증을 치료하려면 웃음의 효과에 대한 인식과 신뢰가 매우 중요하다. 다행히 그 사장님은 정신수련원까지 다녀온 터라 마지막으로 선택한 것이 웃음 치료였는데, 큰 효과를 볼 수 있었다.

'설마 웃는다고 병원에서 못 고치는 병을 고쳐?'

'설마 웃음이 대인기피증을 고치겠어?'

'아무 이유 없이 어떻게 웃어?'

이런 생각으로는 웃음의 효과를 기대할 수 없다.


그 사장님처럼 죽음이 닥칠 것처럼 느껴지는 불안과 두려움은 현대인의 정신적인 질병이다. 심장 박동 증가, 호흡 빨라짐, 떨림, 땀 흘림, 설사 그리고 근육의 긴장 등으로 나타난다. 아드레날린과 같은 호르몬이 급격하게 분비되어 외부에서 공포와 공격을 느끼는 것이다. 이런 증상은 약으로 해결되지 않고 담대한 마음으로 해결된다. 불안과 공포를 몰아낼 수 있는 장군처럼 웃어버리는 것이 특효인 것이다.

자신의 기를 살리고 상대의 기를 꺾기 위해서 사용했던 박장대소 웃음법은 현대인에게서 두려움을 몰아내기에 충분하다.


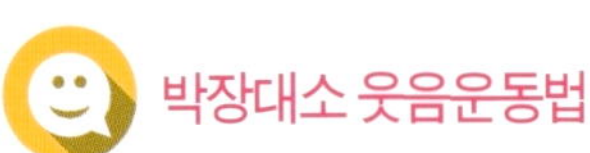

## 박장대소 웃음운동법

크게 웃는 웃음은 흉선과 광대뼈, 전두엽을 자극한다. 특히 영양혈 자리(콧등 양 날개 끝)는 두려움을 없애는 데 탁월한 자리다. 손가락으로 두드려도 효과를 보는데 크게 웃는다면 이 세 자리가 한 번에 자극된다.

## how to

1. 양손을 어깨너비로 벌리고 가슴 위에서 손뼉을 친다.

2. 온몸을 살짝 앞뒤로 흔들어준다.

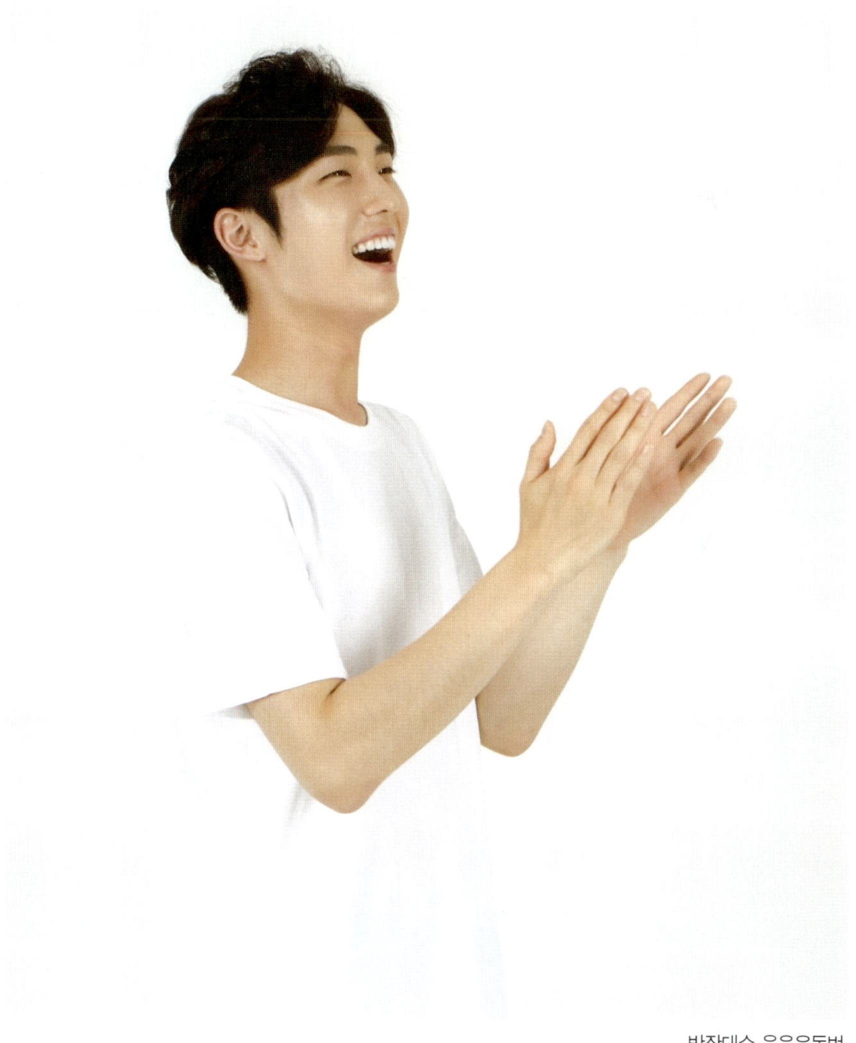

박장대소 웃음운동법

3 마치 모기를 잡듯이 온몸으로 '하 하하 하하하' 소리와 함께 손뼉을 친다.

4 시작 소리와 함께 박수를 치며 30초간 크고 길게 배와 온몸으로 웃는다.

5 호흡을 길게 뱉어가며 서서히 멈춘다.

6 10초간 느낌을 유지하며 편안한 마음을 유지한다.

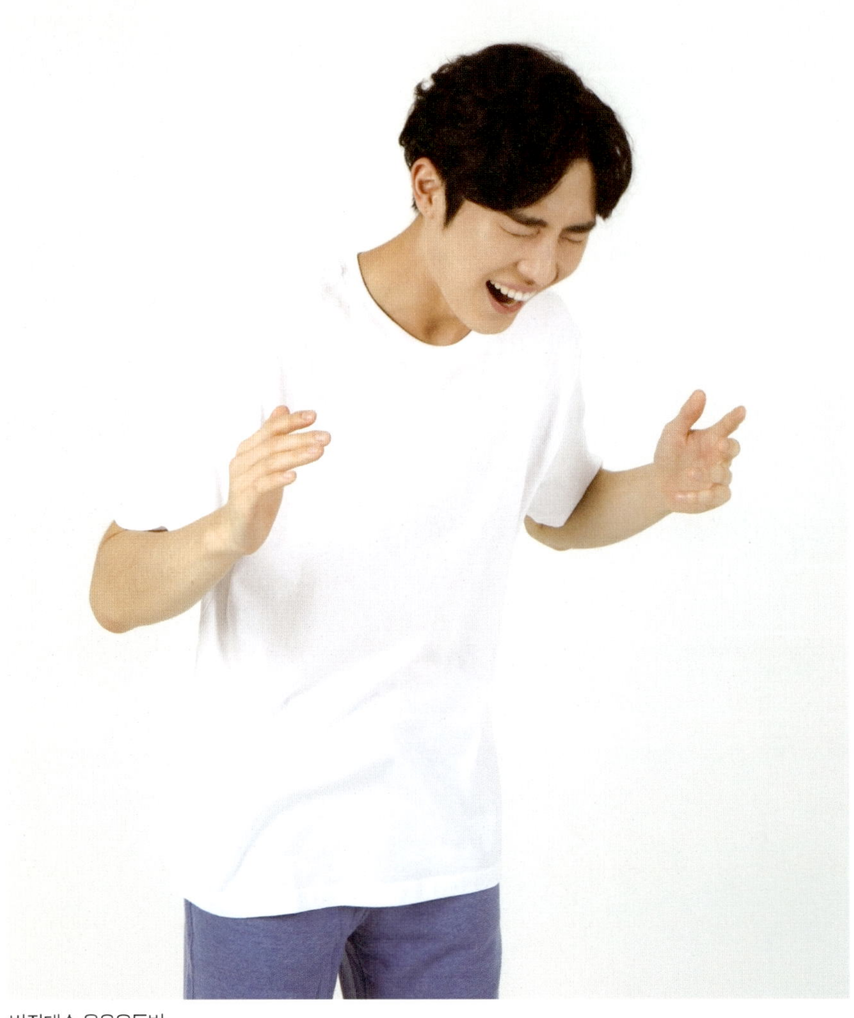

박장대소 웃음운동법

# 05

모세혈관 자극

# 40대의 건강은 심혈관 질환 예방이다

― 오십견 예방 웃음운동법

통계청 자료에 따르면 우리나라 사람이 가장 많이 걸리는 질병 순서는 다음과 같다. 1위는 암, 2위는 뇌혈관 질환, 3위는 심장 질환, 당뇨병, 만성 질환 순이다. 치매, 뇌경색, 뇌출혈 등 뇌혈관 질환이 암 다음으로 비중을 차지한다. 그래서 혈액순환을 좋게 하는 웃음운동법은 21세를 살아가는 우리에게 필수 운동이다. 그중에 가장 손쉬운 웃음법 중 하나가 바로 박수 웃음운동법들이다.

캘리포니아 의대에서 박수와 건강의 상관관계를 실험했다. 실험 결과 10초에 32번 이상 박수를 치는 사람이 건강하고 장수한다는 결과가 나왔다. 박수가 건강에 좋은 이유는 박수가 손의 기맥과 경혈을 부분적으로 자극해서 내장 기관을 튼튼하게 해주고 갖가지 질병을 예방하고 치료하는 데 효과가 있기 때문이다. 그뿐인가, 스트레스가 쌓이거나 마음이 불안하고 초조할 때 박수만 쳐도 긴장을 해소하는 데 많은 도움을 얻을 수 있다.

또 박수를 치면서 자세만 바르게 해도 호르몬을 활성화시킬 수 있다. 어깨를 당당히 펴고 목뼈를 뒤로 당긴 늠름한 자세를 취하면서 박수를 쳐보자. 나이를 먹어도 좋은 자세를 유지하면 건강을 유지하는 데 많은 도움이 된다. 그렇다면 먼저 여러 가지 박수 종류부터 가볍게 배워보자.


▶ 손바닥 박수

손가락을 쫙 펴고, 약간 몸을 뒤로 젖히고, 손목은 서로 붙인 채로 손바닥만으
로 박수를 친다. 손바닥민 부딪쳐시 박수를 하면 전반적으로 내장 기능을 강화
하는 효과가 있다.


▶ 주먹 박수

주먹을 쥔 후에 양손을 맞대고 손가락이 닿는 부분끼리 박수를 친다. 처음엔 손
가락 뼈마디가 몸이 피곤하면 할수록 통증이 심해진다. 계속 치면서 혈을 풀어
주어야 한다. 주먹 박수는 두통과 어깨 부위 통증 등을 예방하고 치료하는 데에
도 탁월한 효과가 있다.


▶ 손가락 박수

양손을 마주 대고 손바닥은 뗀 채로 손가락만 댄다. 손가락끼리만 부딪치는 박
수이며, 소리가 나지 않는다. 손가락을 집중 자극하는 이 박수는 심장과 기관지
를 자극해서 이와 관련된 질병 예방 및 치료에 효과적이며, 치매 예방에도 탁월
한 효과가 있다.


▶ 손목 박수

손목과 연결된 손바닥의 끝부분만 댄 채로 마주치는 박수이다. 이 부위는 여성
에게는 방광을 자극하는 효과가 있고, 남성에게는 생식기 기능을 좋아지게 하
는 데 탁월하다. 전립선이나 정력 증강에도 효과적이기 때문에 자주 쳐주는 것

이 좋다.



한쪽 손등을 다른 한 손으로 때리듯이 치는 박수를 손등 박수라고 한다. 이 박수는 특히 허리를 강화하는 효과가 있어 허리가 약하거나 허리를 건강하게 할 사람은 자주 이용하는 것이 좋다.

## 오십견 예방 웃음운동법

요즘은 남성에게도 오십견이 있을 정도로 심혈관 질환이 많다. 이때 털기 웃음법을 이용해 온몸을 털어주면 빠른 치유 효과를 끌어낸다. 그 후 자세를 바르게 하고 호흡을 길게 하면서 오십견 예방 웃음운동법을 하면 굳어 있던 몸을 이완하는 데 좋다. 이때 웃음과 함께 운동을 하면 650가지 근육을 자극할 수 있다.

### how to

1. 양손을 어깨에 대고 돌려준다.
2. 시계 반대 방향으로 천천히 돌려주면서 15초간 길게 웃는다.
3. 몸이 아프면 너무 크게 돌리려고 무리하지 않는다.
4. 양쪽 팔꿈치가 서로 닿을 수 있게 해주면 견갑골까지 근육 운동이 된다.
5. 3세트 하고 나서는 시계 방향으로 3세트를 한다.
6. 호흡을 가다듬고 마무리하면 된다.

# 06

# 10년 젊게 보이려면 크게 웃어라

– 팔자주름 펴기 웃음운동법

얼굴 근육은 크게 표정을 만들어내는 근육과 음식을 씹는 저작운동을 돕는 근육으로 나뉜다. 그중 40여 개 근육이 웃을 때 운동을 하는데, 이 근육들은 볼과 입 주변에 몰려 있다. 미소가 예쁘고 편안해 보이는 얼굴을 만들려면 다음과 같은 얼굴 근육들을 운동해줘야만 한다. 안륜근, 대협골근, 소근, 추미근, 구륜근, 이근 등 여섯 가지다.

## (1) 안륜근

눈꺼풀, 아래 눈꺼풀, 눈두덩이 등을 포함해 눈 주변을 타원형으로 둘러싸고 있는 근육이다. 우리가 선글라스를 썼을 때 온전히 가려지는 부분이며, 눈을 감는 기능을 한다. 이 근육이 부드러우면 상냥하고 친절해 보이는 인상이 만들어지며, 반대로 경직되어 있으면 눈이 매서워 보인다.

이 근육을 효과적으로 움직이려면 양쪽 눈가에 주름이 접히도록 웃음을 지어본다. 이 근육을 움직여 웃으면 눈까지 웃게 되어 편안한 인상을 주고, 마음까지 웃는 진짜 웃음이 만들어진다.

## (2) 대협골근

눈꼬리 옆, 광대뼈 바깥쪽부터 시작해 입술 양끝으로 뻗은, 뺨에 있는 근육 중에서도 큰 근육이다. 일부는 입술까지 닿아 있기 때문에 입꼬리를 높이 추어올리거나 입을 크게 벌리는 등 큰 웃음을 지을 때 없어서는 안 되는 근육이다. 입을 크게 벌리고 웃으면 이 근육이 움직이면서 긴장이 풀리고 통증이 완화된다고 한다.

반면 잘 웃지 않는 사람은 이 근육의 움직임이 적어 침울한 기분으로 우울증에 걸리기 쉽다. 크게 많이 웃으면 이 근육에 신선한 산소가 공급되어 호르몬 분비를 촉진하고 면역력이 상승하면서 세포도 활성화된다. 또 이 근육은 뇌 속의 긍정적인 감정과 연관되어 있기 때문에 자주 움직이면 긍정적이고 행복한 기억이 떠오르며 적극적인 성격이 된다.

## (3) 소근

가벼운 미소를 지을 때 가장 많이 움직이는 근육이며, 보조개 근육이라고 불린다. 양쪽 입꼬리에서 옆으로 쭉 뻗어 있는 이 근육 덕분에 부드러운 미소를 지을 수 있게 된다. 우리에게 가장 잘 알려져 있는 표정 근육이다.

## (4) 추미근

미간 사이에 주름을 만드는 근육이다. 코의 상부에서 시작된 두 갈래 근육이 좌우 상단으로 뻗어 올라가 양쪽 눈썹 한가운데까지 이어진다. 머리나 치아가 아플 때, 본능적으로 얼굴을 찌푸릴 때 사용되는 근육이어서 부정적인 감정과 관련된 근육이다. 이런 점에서 볼 때 추미근은 되도록 움직이지 않는 것이 좋다.

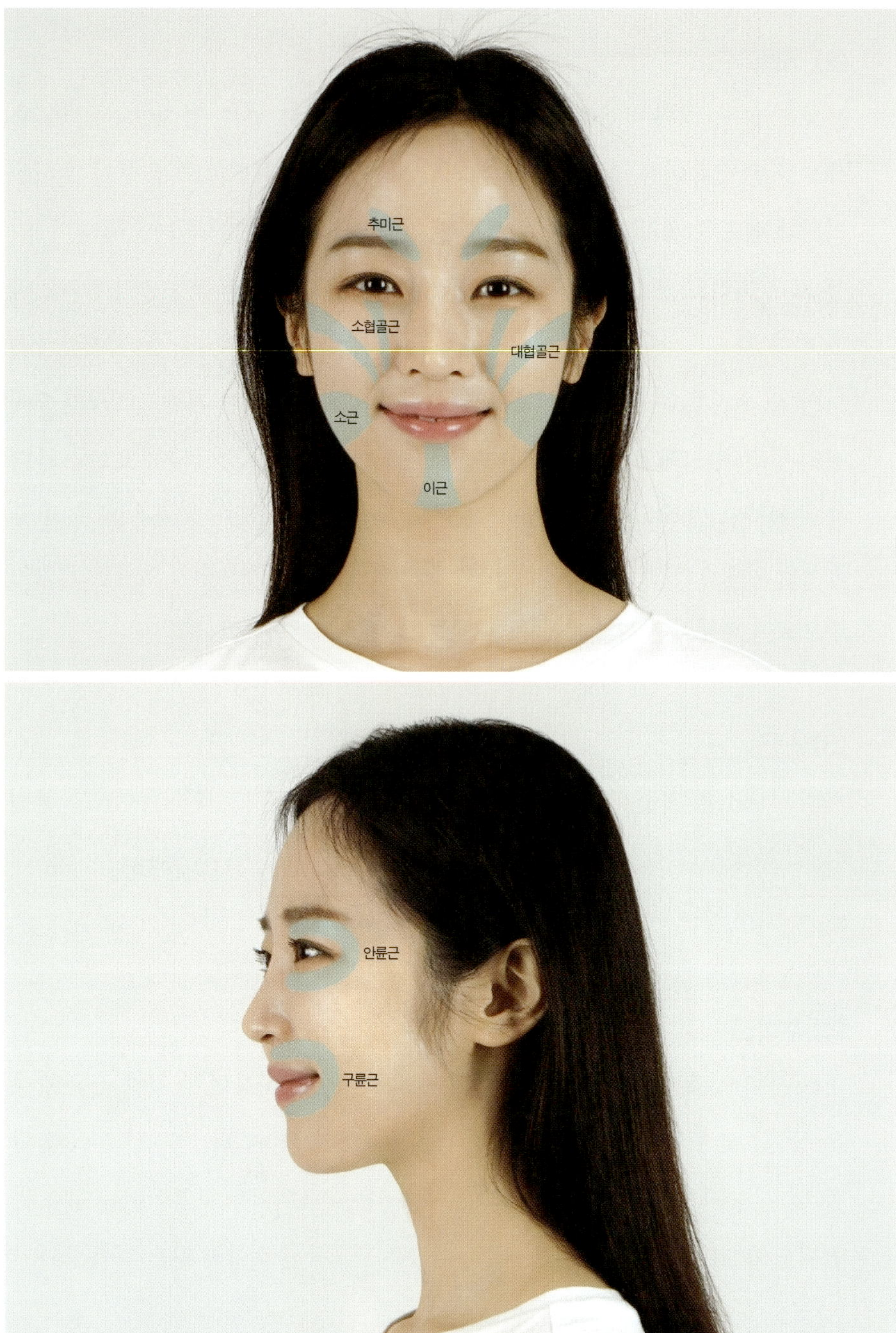


얼굴 근육

## (5) 구륜근

입 주변을 원 모양으로 둘러싸고 있는 근육이다. 입 주변 근육은 뺨이나 턱 근육과 함께 연동해서 매우 복잡한 움직임으로 여러 가지 표정을 만들어낸다. 입은 눈과 마찬가지로 감정을 풍부하게 표현할 수 있는 중요한 부분이기 때문에 이 근육이 약하거나 균형이 무너지면 인상에 커다란 타격을 주게 된다.

## (6) 이근

이 근육은 입술 밑에서 턱까지 이어져 있으며 입술에 힘을 주어 입술을 위로 올리는 역할을 한다. 이 근육을 자주 움직이면 입꼬리를 아래로 처지게 해 부정적인 이미지를 만들어낸다. 입을 꽉 다물고 있을 때 이 근육이 최대로 활성화된다.

### 팔자주름 예방, 삼지창 웃음운동법

나이가 들면 가장 깊이 패는 주름 중 하나가 팔자주름이다. 삼지창 웃음운동법은 인위적인 처방 없이도 눈가, 팔자주름까지 탱탱해지는 웃음운동법으로 TV에서 소개되었다. 한국웃음연구소에는 이 웃음운동을 3개월 실행하여 10년은 젊어지신 분이 있다.

**how to**

1. 우선 세 부위를 함께 움직여야 한다.
2. 오른손 손가락 중 엄지·검지·소지를 펴고 나머지는 접어서 바지 재봉선에 붙인다.
3. 왼손을 머리 위로 넘겨 왼손 약지로 오른쪽 눈을 추어올리며 왼쪽으로 눌러준다.

④ 마지막으로 혓바닥을 머리와 반대 방향인 오른쪽으로 쭉 뺀다.

⑤ 10초간 지속 후 반대쪽으로 한다.

⑥ 이때 지속하면서 10초 동안 웃어준다.

⑦ 매일 아침저녁으로 지속해주면 30일이 지난 후 주름살이 많이 펴진 것을
볼 수 있다.

# 20대의 뇌를 유지하려면 3가지를 움직여라

— 치매 예방 ET 웃음운동법

이것을 아는가? 시험 보는 날, 콩을 젓가락으로 이쪽저쪽으로 1분만 옮겨도 성적이 10% 올라간다는 사실. 뇌 운동을 해주는 것만으로도 뇌의 기억이 살아난다는 뜻이다. 나이가 먹을수록 걱정되는 것이 바로 건망증·치매 등 기억력인데, 세 가지만 자주 해도 젊은 나이의 뇌를 유지할 수 있다.

첫째, 혓바닥을 자주 움직여준다. 둘째, 손바닥을 자주 친다. 셋째, 발바닥을 많이 자극해준다. 이렇게 하면 젊은 뇌를 유지할 수 있다고 한다. 20대가 지나면 하루에 20만 개씩 뇌세포가 죽어간다고 하지만 현대과학은 뇌에 대해 이런 해답을 내놓고 있다. 뇌는 쓰는 만큼 발달한다고 알려졌다. 그렇다면 하던 일을 멈추고 신나게 박수를 치고 발바닥을 구르면서 환호성을 질러보자. 기분이 어떤가?

뇌는 쓰기 나름이다. 가령 게임만 하면 뇌 속에는 레저타운만 들어서게 된다. 레저타운만 세워지게 되면 더 이상 독서할 뇌, 공부할 뇌, 관계를 형성할 뇌가 없어진다. 어느 쪽으로 쓰느냐에 따라 뇌가 만들어지는 것이다. 이 견해를 영국 택시 기사들의 뇌에서 알 수 있다. 영국의 도로는 그물망처럼 복잡하다. 그런데도 영국 택시 기사들은 내비게이션 없이도 길을 잘 찾아다닌다. 그쪽 방면으로 지속해서 뇌를 쓰다 보니 다른 사람의 뇌보다 그물망처럼 잘 발달해 있더라는 것이다. 이것이 뇌에 대한 진실이자 현대 뇌 과학자들의 견해다.


요즘 젊은 나이에 억압 문제로 웃음치료를 받으러 오는 경우가 종종 있다. 이런 사람들에게는 공통점이 있는데, 희로애락 감정을 못 느끼는 사람이 많다는 점이다. 한마디로 인생이 재미없다고 느끼는 사람들이다. 안 웃어서 뇌까지 둔해진 것이다. '일소일소 일노일노(一笑一少 一怒一老)'라는 옛말이 있다. 한 번 웃으면 한 번 젊어지고 한 번 화를 내면 한 번 늙는다는 말이다. 웃지 않으면 뇌도 늙어간다.

이제 건강한 뇌를 원한다면 하루에도 몇 번씩 뇌를 즐겁게 자극해야 한다. 본 연구소 사례 중 하나인데, 13년 동안 움직이지 않았던 발가락 하나가 웃음치료 6개월 만에 움직이기 시작했다. 뇌라는 것은 쓰기 시작하면 분명히 다시 움직일 준비를 한다는 것을 알 수 있다.

뇌신경외과의 츠키야마 타카시 박사가 말한 것이 증명되었다.

"뇌를 사용하는 방식이 한쪽으로 치우치게 되면 인지증(브레인 프리즈)에 걸린다."

현대인이 지나치게 미디어에 중독되어 있으면 뇌의 기능을 잃는다는 것이다.

전두엽의 기능을 저하시키는 초기 증상을 잃게 되고, 이해하기, 생각 정리하기, 상대방의 사고나 감정 읽어내기, 감정 억제하기, 자신의 행동 결정하기, 의지를 갖고 계획적으로 행동하기 등 고차원적인 기능이 저하되는 것이다.

당신은 어떤 뇌를 원하는가? 젊은 뇌를 원한다면 전체의 40%를 차지하는 전두엽을 활성화시켜보자.

## 치매 예방 ET 웃음운동법

브레인 프리즈를 예방하고 전두엽을 살리는 운동으로 딱 맞는 웃음법이다. 실제로 치매 테스트를 할 때 쓰는 방법이므로 어르신들은 치매 예방에 좋고, 아이들은 뇌를 활성화시키고 몰입력을 키우는 데 탁월한 방법이다.

## how to

1. ET처럼 양손 검지를 든다.
2. 어깨너비에서 서로 맞춘다.

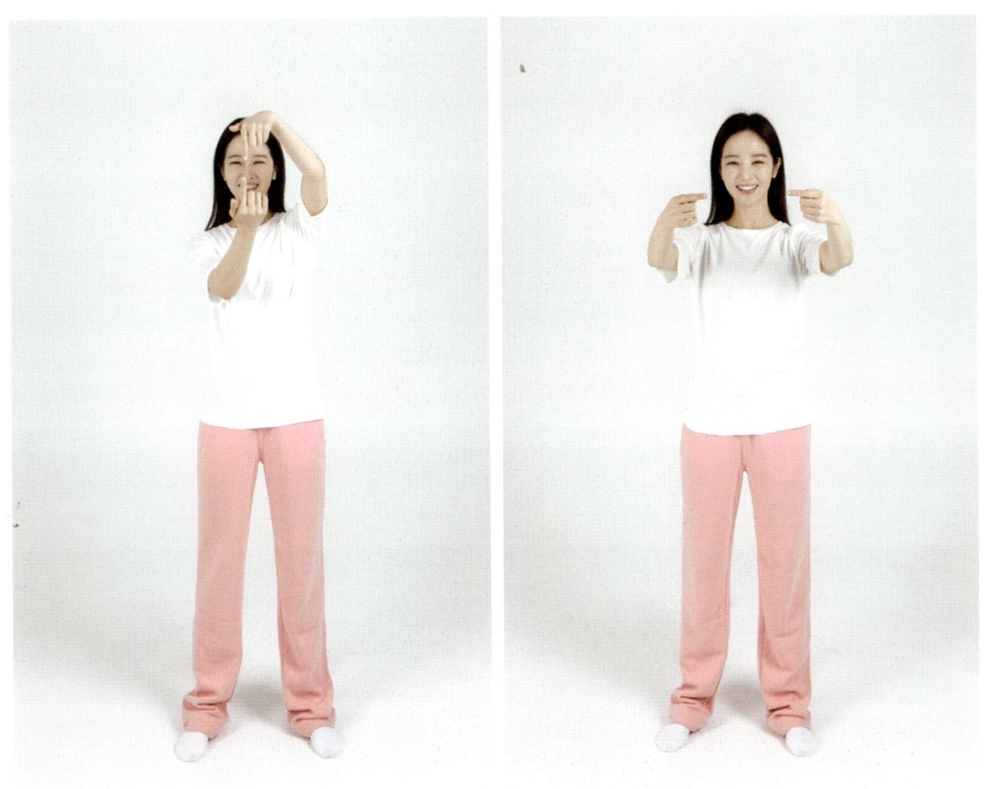

치매 예방 ET 웃음운동법

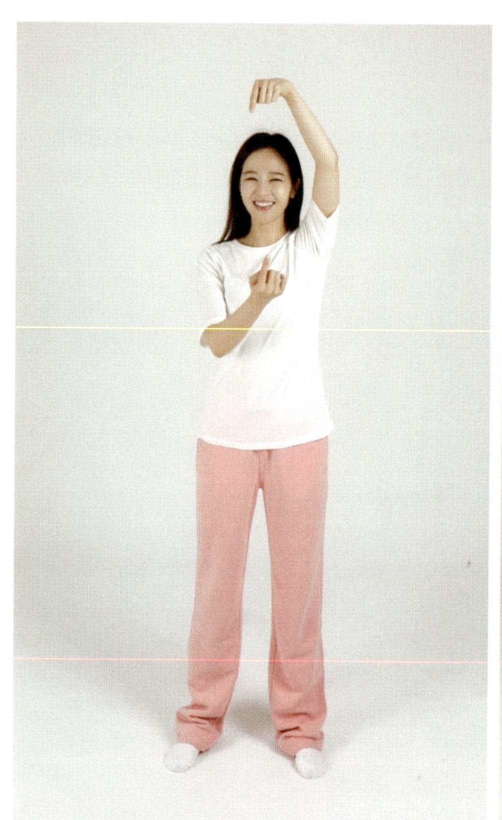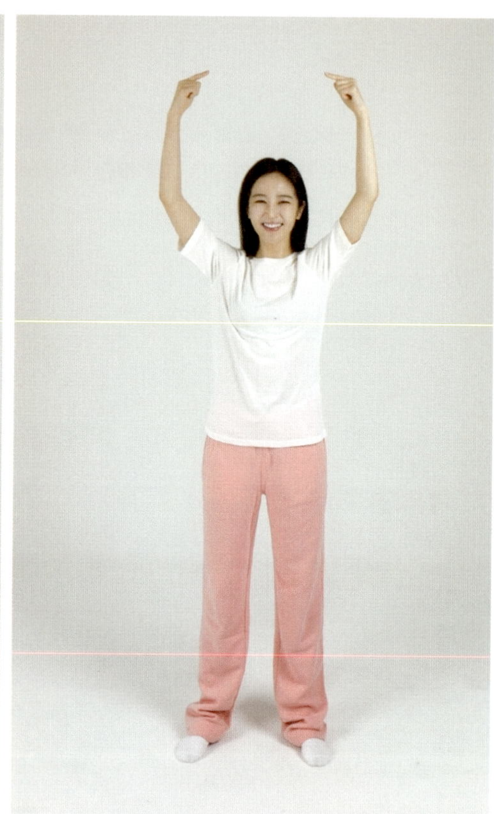

치매 예방 ET 웃음운동법

3 양옆에서 맞춰보고, 위아래로 맞춰보고 등 뒤로도 맞춰본다.

4 옆으로 맞춰보며 10초 이상씩 웃고, 위아래로 맞춰보면서 10초간 웃고, 뒤로 맞춰보면서 10초간 웃는다.

5 옆 짝꿍과 ET처럼 내 검지와 상대의 검지 따라가기를 하면서 15초간 웃어도 좋다.

6 이때 ET 손가락 따라가기 게임을 하면서 웃으면 더 즐겁다.

# 08



## 호르몬을 자극하면 우울이 사라진다

– 부신피질 호르몬 웃음운동법

우울증은 고혈압, 당뇨와 함께 세계 3대 만성 질환으로 평가되는 질병이다. 통계에 따르면 자살을 시도하는 사람 중 80%가 우울증이며, 한국이 OECD 국가 중 1위에 해당한다. 한 해에 약 1만 5,000명이 자살로 생을 마감하는데, 하루 평균 40여 명에 해당하는 수치다. 도대체 우리 삶을 핍절하게 만드는 우울증이란 무엇인가? 필자의 한국웃음연구소는 우울증을 이렇게 정의했다.

'웃음이 사라진 증상'

'감사가 사라진 증상'

뒤집어서 말하면 우울증은 누구나 겪을 수 있는 것이고, 누구나 쉽게 극복할 수 있다는 얘기다. 이러한 시각은 20년 동안 수많은 우울증 환자를 행복하게 만들었다. 실컷 웃고, 우울증에 걸린 원인을 찾아 생각을 바꿔주기만 해도 엄청난 효과를 봤다. 웃음이 이렇게 강력한 이유 중 하나는 세라토닌 호르몬을 분비하기 때문이다. 이 호르몬이 부족하면 우울증에 걸리기 쉽다. 반대로 세라토닌 호르몬이 정상적으로 분비되면 삶은 행복해진다.

세라토닌 행복 호르몬은 어디에서 나오는가? 뇌에서 5~10%가 나오고, 나머지는 장에서 분비된다. 그렇다면 우울증은 장에서 문제가 되는 경우가 많다는 얘기다. 장에는 엄청난 미생물 유전자가 산다. 이 미생물균에는 유익균이 있고 유해균이 있는데, 건강한 비율은 85:15이어야 한다. 이 균형이 깨어져 디스바이오시스가 되면 외부에서 들어오는 외독소, 분해과정에서 생기는 내독소를 분해할 수 없는 것이다. 그렇다면 어떤 것이 장을 활발하게 움직여줄까? 프로바이오틱스와 같은 유산균도 필요할 것이다. 그런데 더 탁월한 것은 내장운동을 시켜주는 웃음운동이다.

당뇨도 살펴보자. 당뇨에는 두 가지 유형이 있다. 인슐린이 췌장에서 분비가 안되는 소아당뇨가 있고, 인슐린 수용체가 부족해서 포도당이 그대로 소변으로 빠져나오는 인슐린 저항성 당뇨가 있다. 그렇다면 수용체를 활성화시켜주면 되는 것이 아닐까? 수용체는 다음과 같은 이유로 줄어든다. 첫째 활성산소, 둘째 저체온, 셋째 스트레스에 기인하여 수용체가 줄어든다. 인슐린 저항성의 천적이 바로 '웃음'이다.

웃음은 날숨을 이용하기 때문에 독소 배출에 탁월하고, 한바탕 웃고 나면 온몸이 더워진다. 체온이 올라가기 때문이다. 또 스트레스의 방탄조끼가 바로 웃음이다. 그래서 웃음은 신이 내려준 보약이다. 단지 돈을 들이지 않고서 놀라운 효과를 내기 때문에 사람들이 그 효과를 모르는 것 같아 안타까울 따름이다.

심리학자 폴 에크먼 박사는 우리의 표정에 따라 우리의 감정을 끌어낸다고 말한다. 대뇌의 감정중추는 표정을 관장하는 운동중추와 인접해 있으면서 서로 영향을 주고받기 때문이다. 희락이 임하면 우울증이 사라지듯 자주, 그리고 웃기만 해도 부신피질에서 호르몬은 활성화된다. 호르몬이 살면 신체가 산다.

## how to

1 열중쉬어 자세를 취한다.

2 양손이 닿은 자리가 부신피질이 있는 자리로 보면 된다.

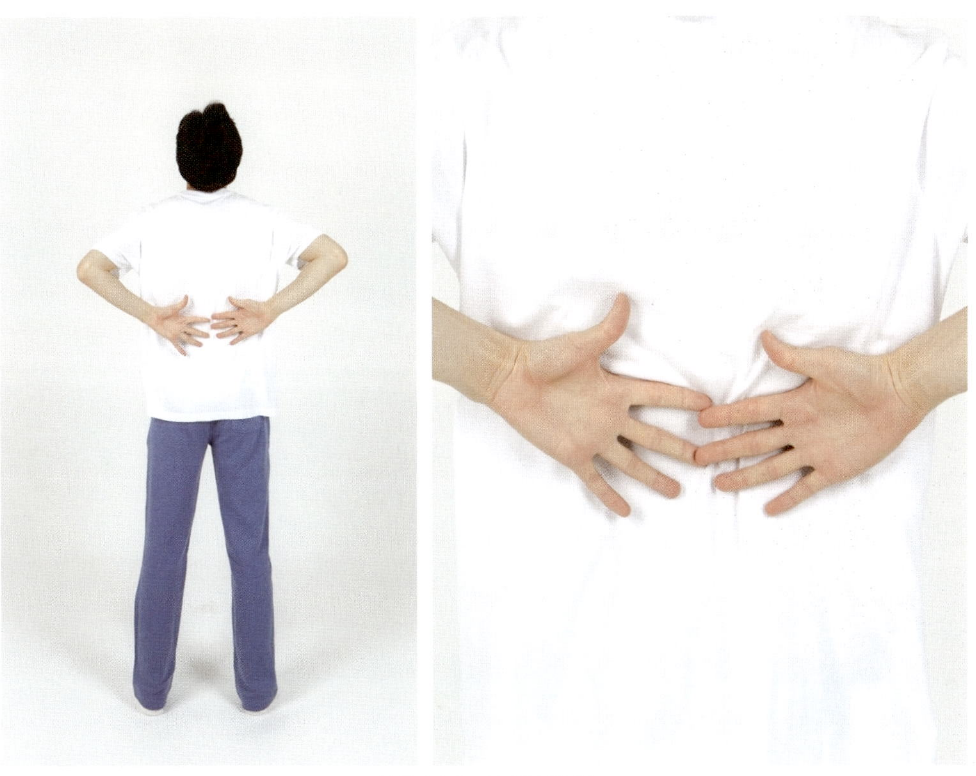

부신피질 호르몬 웃음운동법

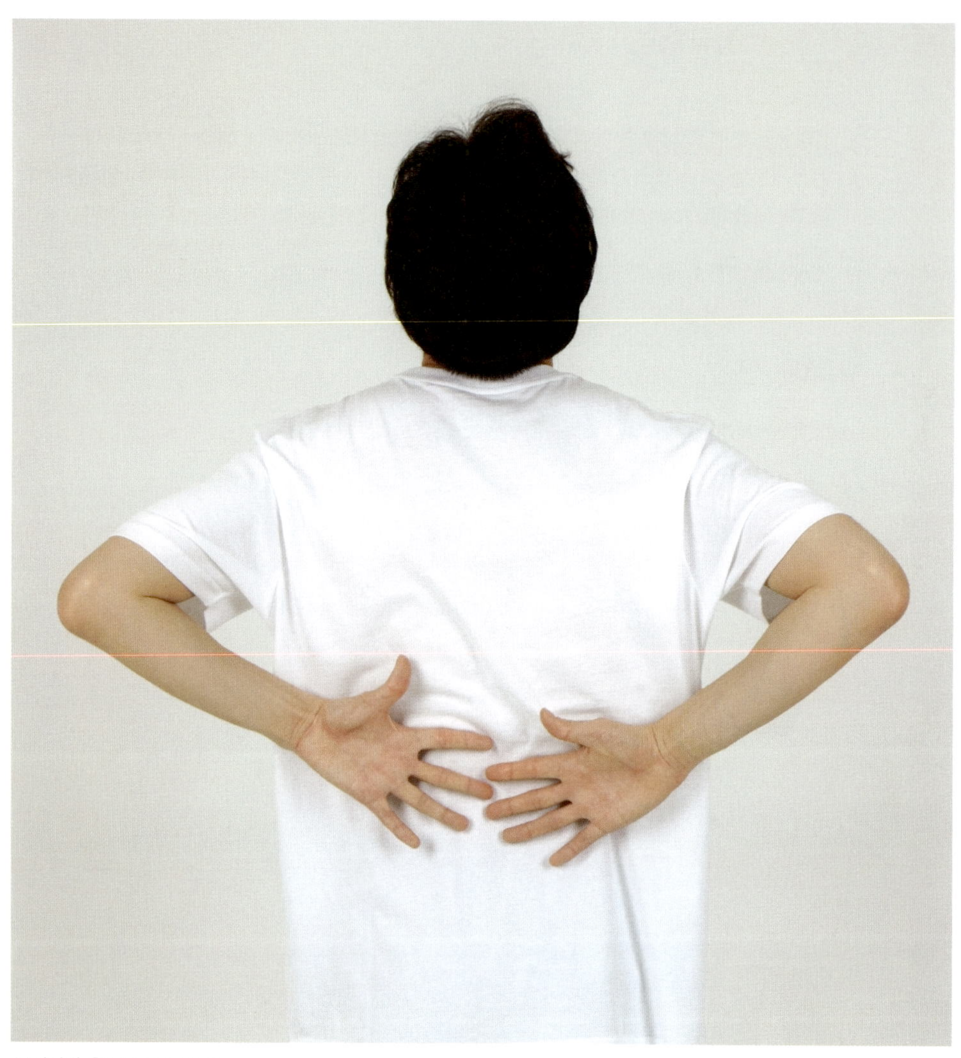

부신피질 호르몬 웃음운동법

③ 손등으로 두드리며 웃어준다.

④ 혼자 하기 힘들면 옆 사람이 두들겨줘도 좋다.

⑤ 웃고 난 다음에는 부신피질을 위아래로 쓰다듬어준다.

# 09



**관절염 · 갱년기 예방**

## 몸이 따뜻하면 적을 이긴다

— 관절 예방 가라 웃음운동법

세포는 주기적으로 바뀐다. 그런데 왜 질병은 새로운 세포로 전이될까? 디팍 초프라 박사에 의하면 부정적인 말이 우울한 감정이 새로운 세포에게 전해준다고 한다. 긍정적인 말이 건강한 세포를 만들어내는 것이다.

미국 볼메리얼 병원은 다음과 같은 데이터를 냈다.

'15초 이상 길게 웃으면 수명이 이틀 연장된다.'

이때 안 나가는 병이 없기 때문이다. 그렇다면 요즘 인구비율을 보면 웃음은 더 필요하다.

65세 이상이 총인구를 차지하는 비율이 7%가 넘으면 고령화사회, 14% 이상이면 고령사회다. 평균수명이 1870년대에는 남성 41세, 여성 44세였고, 1970년대에 들어와서는 60세, 2010년대에는 100세가 되어가고 있는 것을 보면 우리나라도 이제 고령화사회에 들어섰다.

고령화사회의 원인으로는 여러 가지를 들 수 있다. 의학과 문명이 발달하여 인간의 수명이 늘어난 것도 있고, 저출산으로 고령화가 차지하는 비율이 높아지는 사회 구조를 이룬 경우도 있다. 어쨌거나 관건은 어떻게 하면 100세까지 건강하게 행복하게 사느냐다.

갱년기도 살펴보자. 요즘은 젊은 나이에도 갱년기가 오는데 갱년기 장애의 원인은 혈액순환이다. 여성호르몬인 에스트로겐은 30%, 프로게스테론은 70~100% 급격히 감소하기 때문인데 에스트로겐 우세증으로 인한 갱년기 증상들이 나타난다. 에스트로겐 우세증은 암과 같은 질병들이 발생시킨다. 직장에 다니면서 정신적인 스트레스를 더 많이 받는 현대 여성에게는 갱년기가 더 빨리 오는 것이다.

여성뿐인가? 남성에게도 갱년기가 있다. 여성의 대표 고민거리인 오십견과 우울증이 남성에게도 고민거리로 등장하고 있다. 관절 질환이든 갱년기든 건강하게 살아야 행복한 삶을 살 수 있다.

그렇다면 관절과 갱년기에 좋은 웃음법도 있을까?

노먼 커즌스는 미국 한 잡지사의 편집부장인데 구소련에 출장을 자주 다니던 사람이다. 어느 날 '강직성 척수염'이라는 불치병 진단을 받았다. 엄청난 통증을 유발하며, 마디마디가 굳어가는 희귀병이다.

그러던 어느 날 친구가 건네주고 간 웃긴 비디오를 시청하다가 진통제 없이 두 시간을 넘겼다. 곧바로 병원에서 호텔로 거처를 옮겼고, 비타민C 요법과 웃음 치료를 병행했다. 그 결과 1년 만에 관절 통증은 물론 강직성 척수염이 사라졌고 완치 판단을 받았다.

이처럼 웃음은 관절에도 놀라운 양약(good medicine)이다.

'마음의 근심은 뼈를 상하게 해도 마음의 기쁨은 양약이다.'


## 가라 웃음운동법

몸을 따뜻하게 만들 수 있다면 면역체를 활성화시킬 수 있다. 이 웃음법은 마찰을 일으켜 부위를 따뜻하게 하고 혈액순환도 좋게 하는 웃음운동법이다. 특히 어르신들이 활용하면 관절을 좋게 할 뿐 아니라 찬 몸을 따뜻하게 유지할 수 있다.

### how to

1. 무릎 관절에 손을 대고 문질러주며 말을 건다.
2. "관절아, 고맙다. 이제까지 튼튼하게 지내줘서 고맙다."를 3차례 반복한다.
3. 그러고 나서 양 손바닥을 밀어가며 이렇게 소리를 지른다.
4. "관절 통증아, 가라 가라 가라 하하하하하~"
5. "허리 통증아, 가라 가라 가라 하하하하하~"
6. 박수를 하며 15초간 길게 웃는다.
7. 아픈 부분이 있으면 이렇게 반복하면 된다.

# 10



## 놀게 하면 알레르기 피부염도 잡힌다

― 스마일 버튼 웃음운동법

요즘 아이들에게 많이 나타나는 질병 중 하나가 바로 아토피다. 별것 아닌 것 같아 보이지만 당사자와 그 부모는 제대로 잠을 이루지 못해 정서적으로 불안하고 육체적 피곤함을 호소한다.

아토피의 원인을 살펴보면, 유아나 청소년의 아토피는 건강하지 못한 음식을 장기간 먹을 경우 발생하는 경우가 많다. 튀긴 음식, 유제품 아이스크림, 초콜릿, 우유, 달걀 등 소화가 잘되지 않는 음식을 먹을 경우 소화되지 않은 찌꺼기가 장속에서 부패하여 가스를 발생시켜 피부로 나타나는 것이다.

임신했을 때 부모가 자극적인 음식인 담배나 술, 커피 등을 많이 먹었을 경우에도 아토피가 생길 수 있고, 그 외에도 유전적인 요소를 지니기도 한다. 부모 중 한 사람이 아토피 체질인 경우 자녀에게 아토피가 있을 확률(60%)이 높고, 부모가 둘 다 아토피 체질이라면 자녀 80%에서 아토피가 나타날 수 있다.

요즘같이 환경오염이 심하고 감기 항생제를 많이 복용하는 경우에도 더 많이 생길 수 있는 것이 아토피 질환이다.

이처럼 아토피와 같은 알레르기는 면역 시스템이 틀어지거나 림프구가 과다한 경우 발생한다. 스트레스 때문에 부교감신경이 우위가 되면 과민하게 반응하여 알레르기가 생기는 것이다. 풍부한 식생활, 편안한 삶이 부교감을 우위에 두는 원인 중 하나다. 요즘 아이들은 교감신경을 활발히 만들어주는 자외선을 적당히 쪼일 기회도 사라지고 없다.

또 하나는 너무 깨끗이 닦아서 잡균조차도 살균되어 면역력이 떨어지는 것이다.

그렇다면 아토피와 웃음은 어떤 관계가 있을까? 한국웃음연구소는 아토피와 웃음의 연관성을 알아보기 위해 2006년 SBS와 실험을 했다. 핏물이 줄줄 흐르는 아이, 잠도 못 자는 아이, 아토피 때문에 예민한 아이들에게 두 달에 걸쳐 실험에 들어갔다. 아이들은 신체적 변화뿐 아니라 마음에도 평강을 찾는 놀라운 효과를 경험했다. 그중 한 아이는 아토피뿐 아니라 동맥이 축소되는 가와사키 병을 앓고 있었는데 웃음치료 두 달 만에 완치 판정을 받는 기적도 체험했다. 웃음이 자율신경을 조율해주고 높아진 부교감신경을 조율하는 전신운동이기 때문이다.

 **스마일 버튼 웃음운동법**

자율신경은 기능적으로 서로 다른 두 종류의 신경으로 각 기관을 지배하고 있다. 그 두 종류의 신경은 교감신경(sympathetic n.)과 부교감신경(parasympathetic n.)이다. 교감신경은 심박수를 증가시키고 혈압·혈당을 높이며 소화관의 분비·운동을 억제한다. 신체가 어떤 긴급 사태에 처했을 때 그에 대응할 수 있도록 신체 전반의 기능 상태를 바꾸는 것이다. 한편 부교감신경은 교감신경의 기능과는 반대로 에너지를 절약하여 신체에 저장하는 작용을 하므로 웃음을 통한 균형이 중요하다.

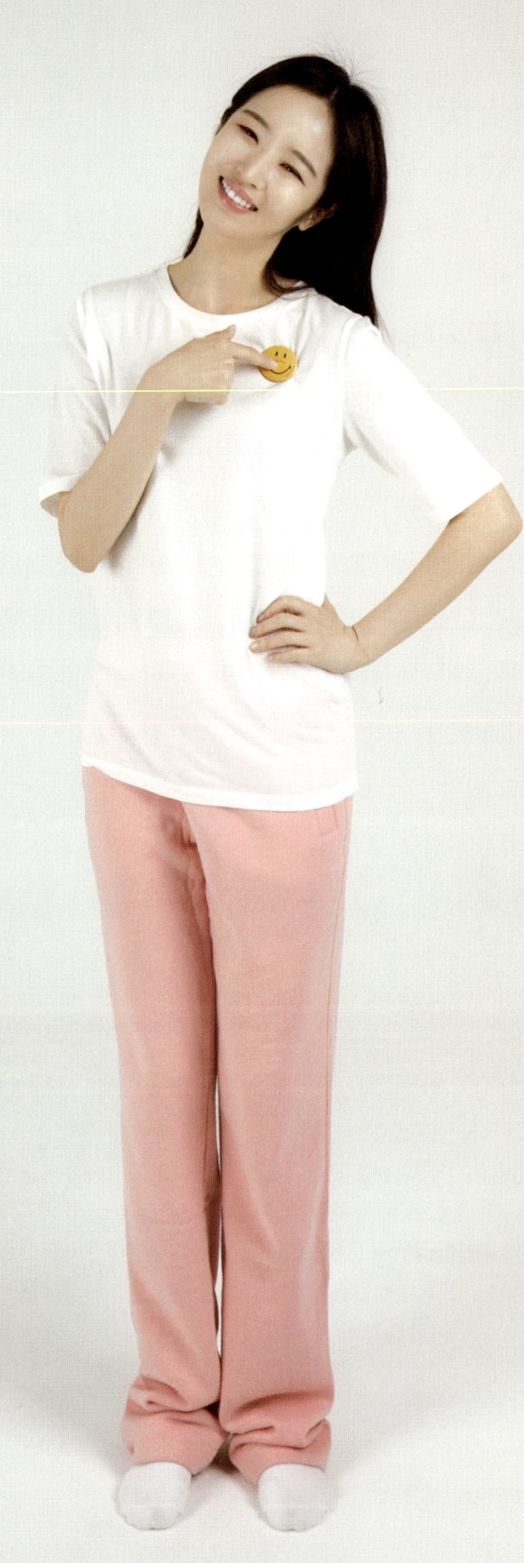

스마일 버튼 웃음운동법

1. 먼저 스마일 버튼을 원하는 자리에 붙인다.

2. 자신이 스마일 버튼을 눌러가며 15초간 길게 웃기로 약속한다.

3. 엄마와 서로 눌러주기 게임을 해도 좋다.

4. 15초간 웃기 게임을 마치고 호흡을 가다듬고 깊게 호흡을 한다.

5. 침대에 누워 손을 단전에 모으고 호흡을 집중하며 이렇게 말해준다.

6. '사랑합니다.' '고맙습니다.' '감사합니다.'라고 마무리해주면 잠이 잘 온다.

7. 불면증 환자라면 너무 큰 웃음이 도파민 호르몬으로 잠을 깨울 수 있으니 잘 조절한다.

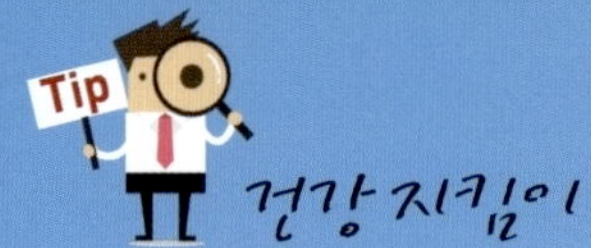


# 건강 웃음운동법 3가지 원칙

건강 웃음에는 3가지 원칙이 있다. 크게, 길게, 배와 온몸으로 웃는다는 기본 원칙이다. 이 기본 동작만 익혀두면 인생을 행복하게 건강하게 살아갈 수 있을 뿐 아니라 어떤 모임에서든 청중을 사로잡을 수 있는 아주 탁월한 방법으로 활용할 수 있다.

## 크게 웃자

얼굴이 찢어질 정도로 크게 웃는 웃음을 말한다. '함박웃음' 이라는 우리말도 비슷한 의미이며, 얼굴 전체로 웃는 웃음을 가리킨다. 이처럼 크게 웃으면 광대뼈 주위 근육을 자극해 얼굴 근육이 함께 운동하게 된다. 이때 광대뼈 주위 혈관과 신경이 움직이며 뇌하수체를 자극해 엔도르핀 분비를 촉진시킨다. 크게 웃을 때 기분이 좋아지는 것은 바로 이 때문이다. 우리가 엄청난 즐거움을 경험하고 있다고 우리 뇌가 인식해 호르몬 분비를 활성화하는 것이다.

## 길게 웃자

웃는 얼굴을 효과적으로 개선하려면 내쉬는 호흡, 즉 날숨을 이용해야 한다. 숨을 들이마시거나 멈춘 상태에서 미소를 지으면 어딘가 어색한 표정이 만들어진다. 우리는 보통 웃을 때 날숨을 내쉬게 되는데, 날숨은 우리 몸 안 독소와 스트레스를 해소하는 역할을 한다. 이때 중요한 점은 한 번에 10초 이상 웃어야 한다는 것이다.

웃음의 효과가 극대화되는 시점은 보통 10초에서 15초 정도다. 10초 이상 웃었을 때 엔도르핀 분비가 최대화되기 때문이다. 보통 숨이 끊어질 정도로 끝까지 웃게 되면 정말로 즐거운 웃음이 된다. 억지로 웃는 웃음운동으로 시작한 웃음이 진짜 즐거운 웃음으로 전환되는 재미있는 경험을 하게 될 것이다.

## 🙂 배와 온몸으로 웃자

웃음소리는 목에서 나오면 안 된다. 목으로 큰 소리를 내어 웃으면 목에 상처를 입힐 위험이 있다. 앞에서 제시한 것처럼 크고 길게 웃으려면 배가 단단해지는 복식호흡을 해야 한다. 큰 소리를 내며 숨이 끊어질 정도로 웃으면 배가 움직이는데, 이때 오장육부가 움직여 내장이 튼튼해진다. 웃음이 '내장 마사지' 역할을 하는 것이다.

또 웃을 때는 손과 발을 동시에 움직이면서 웃는 것이 좋다. 이처럼 몸을 움직이면서 웃으면 웃는 것이 더 쉽고 재미있어진다. 아이들이 웃는 모습을 살펴보면 온몸으로 웃는다는 의미를 쉽게 알 수 있다. 아이들은 팔짝팔짝 뛰거나 방바닥을 구르고 가슴을 통통 치며 웃는다. 이런 웃음이야말로 전신운동인 셈이다.

박수를 하면서 웃는 것도 더욱 크고 신나게 웃을 수 있는 방법 중 하나다. 배와 온몸을 움직이며 웃는 웃음이야말로 진정한 박장대소다. 가만히 앉아서 웃는 것보다는 서서 웃는 게 훨씬 쉽다. 몸도 매우 즐거운 것처럼 과장되게 움직이면서 웃으면 웃음운동을 훨씬 쉽게 할 수 있으며, 효과도 배가 된다.

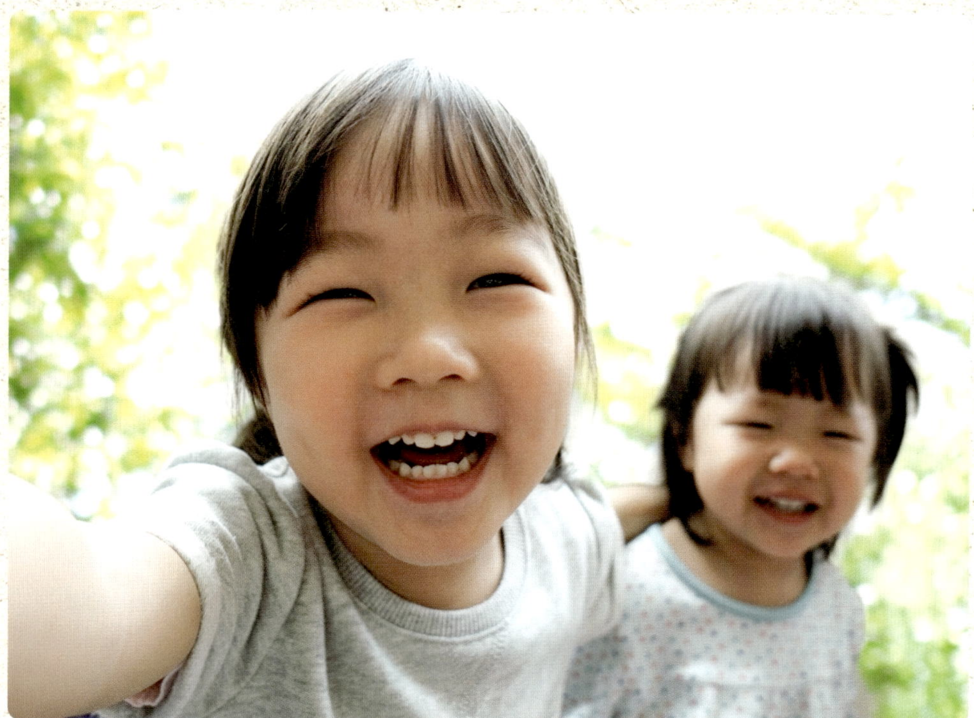

아이들은 배우지 않아도 자연스럽게 온몸으로 웃는다. 온몸으로 웃는 웃음은 신진대사를 늘려 건강에 도움을 주는 운동법이다.

# 자신감을 살리는
# 웃음운동법

## 자신감 편

진정한 자신감은 환경이나 능력이나 역량에서 나오지 않는다.
진정한 자신감은 나의 소리에서 시작된다.

- 한국웃음연구소

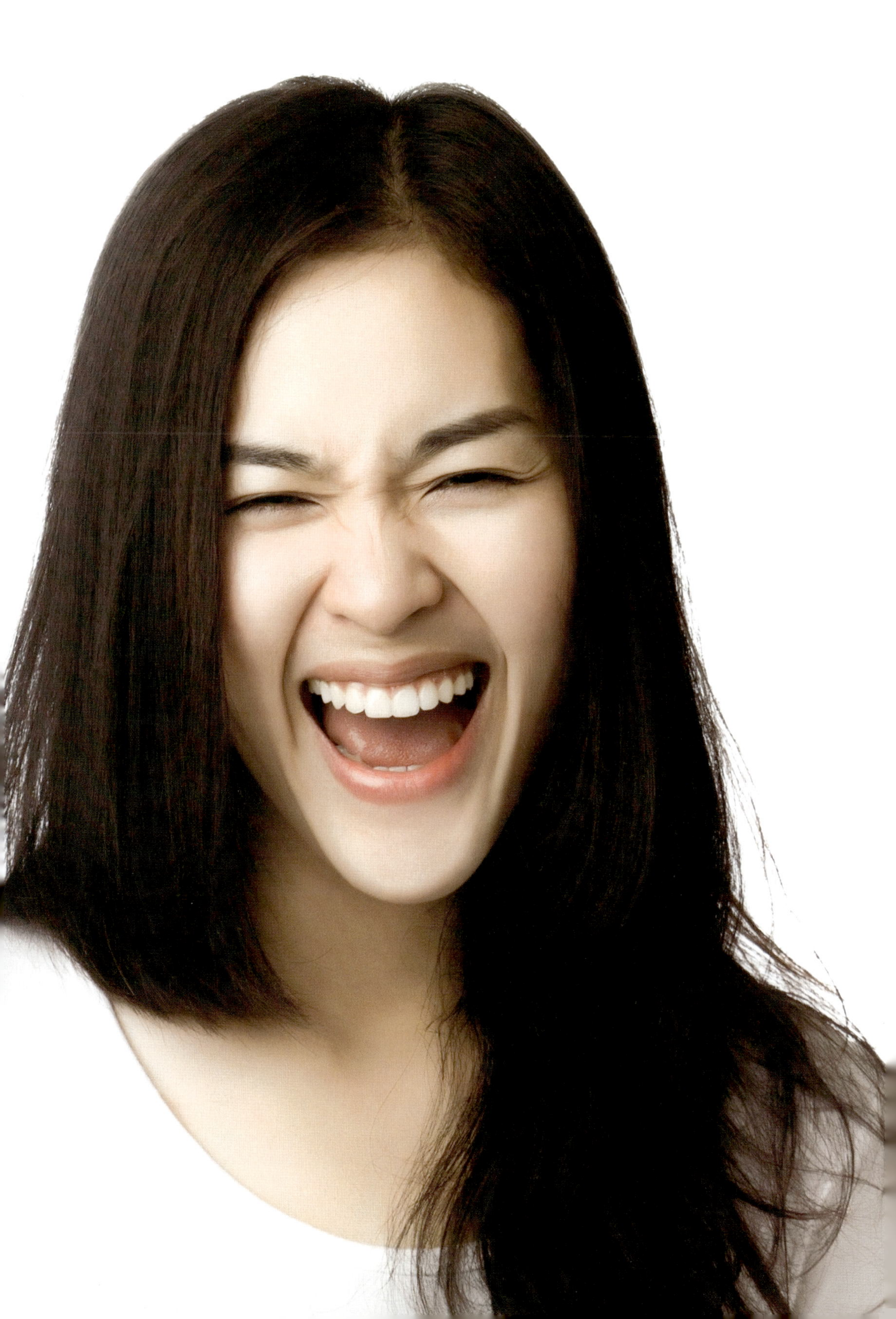

# 01



## 장군처럼 큰 소리로 웃어라

― 장군 웃음운동법

뉴욕 시립 웃음요법회의 심리치료사 스테판 위스퍼스는 웃음에 대해 이렇게 말했다.

"웃음이 웃음을 낳는다. 웃음의 파급 효과는 걱정을 깡그리 사라지게 한다."

이 효과는 웃어본 사람만 안다. 문제에 눌릴 것 같았던 사람이 웃고 나면 문제가 아주 사소하게 느껴지기 때문이다.

1997년 강단에 처음 섰을 때 두려움에 떨던 나의 모습을 기억한다. 혈액형에 대한 성격 유형들이 있는데 나는 소심하고 세심한 A형이다. 사랑의교회 노인대학은 20년 전, A형인 나에게 첫 무대였다. 얼마나 심장이 쿵쿵거리고 호흡은 빨라지는지 눈 뜨고 강의를 할 수 없을 정도였다.

"박수 치며 지금부터 웃겠습니다."라고 얘기해놓고 자신이 없어 눈을 꼭 감았다. '과연 이분들이 웃을까?' 속으로 근심하며 실눈을 떴다. 자지러지며 웃어대는 어르신들을 보면서 겨우 자신감을 얻었던 기억이 난다. 그 후로 무대공포증을 없애기 위해 사용한 웃음법이 바로 '장군 웃음법'이다.

일단 강의에 앞서 자신감을 키우기 위해 화장실에 들어간다. 휴대전화를 들고 누구와 대화하는 척하면서 크게 웃어젖힌다. 한바탕 웃고 나면 떨리던 심장이 언제 그랬느냐 할 정도로 진정되고 평안함을 유지할 수 있다. 마음이 편해지면 긴장이 풀어지고 얼굴도 따라 편해진다.

이렇게 '장군 웃음법'은 자신감을 위해 수시로 사용하는 웃음법이다. 옛날 장군들이 적장 앞에서 왜 크게 웃었는지 실감하게 된다.

기 싸움은 전쟁의 승패를 결정한다. 21세기를 살아가는 우리는 날마다 기 싸움을 하고 있는지도 모른다. 재정에 대한 두려움, 불투명한 앞날에 대한 두려움, 건강과 자식에 대한 두려움, 관계에 대한 두려움…. 이 두려움을 깨기 위한 방법이 나에게는 웃음이었다. 보이지 않는 세력들과의 싸움에서 이기려면 날마다 기뻐야 한다. 자, 이제 당신도 변화를 원하는가?

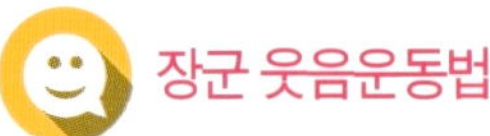 **장군 웃음운동법**

큰 웃음은 겁을 상실하게 하는 데 탁월하다. 특히 장군 웃음법은 자신의 기를 살릴 뿐 아니라 상대의 기를 꺾는 효과까지 있어 두려움이 올라올 때마다 사용하면 금세 효과를 볼 수 있다.

### how to

1. 짝을 지어 한 사람이 A, 한 사람이 B가 된다.
2. A가 먼저 "하" 하면 그다음에 B가 "하" 한다.
3. 계단식으로 올라가며 소리 지르기 게임을 한다.

④ 이때 상대의 눈을 보고 끝까지 소리 지르는 사람이 이긴다.

⑤ 게임을 마치고 이제는 가슴을 펴고 어깨를 펴고 장군 자세를 취한다.

⑥ 장풍을 쏘듯 오른손을 앞으로 쭉 뺀다.

⑦ "우 하하하~" 큰 소리로 웃는다.

⑧ 큰 소리로 웃고 난 후 "가소롭다!"라고 크게 외친다.

⑨ 승장이 된 것처럼 된 것처럼 자세를 취하고 "하 하하 하하하~" 외치며 한 번 더 길게 웃어준다.

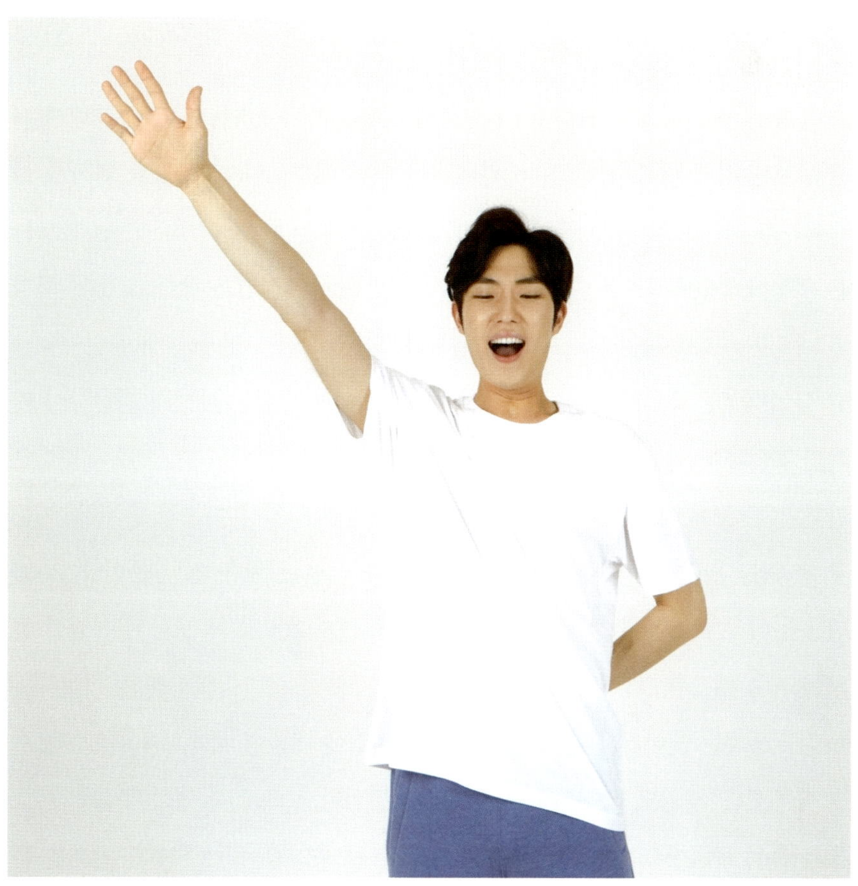

장군 웃음운동법

# 자주 많이 수다를 떨어라

― 지글리쉬 웃음운동법

20년 동안 웃음 강의를 하면서 CEO만 해도 수천 명을 만난 것 같다. 그런데 그들을 보면 남과 다른 점이 있다. 바로 배포이자 배짱이다. 배짱으로 회사를 이끌어가고, 배짱으로 다시 일어나고, 배짱으로 배팅을 한다. 그렇다면 원래 그들은 배짱이 좋았을까? 물론 아버지에게 물려받은 유전적인 사람들도 있다. 하지만 대부분은 힘들었던 시기가 있었기에 헝그리 정신이 그들을 강하게 만들었다고 할 수 있다. 실수를 경험하면서 실수를 두려워하지 않는 배짱과 자신감이 키워진 것이다.

만났던 분 중에 아직도 기억에 남는 한 분이 태권도 거장 이준구 총재다. 이준구 총재는 '훈련만이 나를 만드는 지름길이다.'라는 철학을 지닌 분이다. 2000년 3월 미국 이민국이 선정한 '가장 성공한 이민자 200명'에 포함된 유일한 한국인.

이준구 총재는 레이건과 조지 부시 대통령 시절에 대통령 체육교육 특별고문으로 활동했다. 태권도 국제화에 앞장서왔던 분이기도 하고, 유명한 무술인 이소룡과 복서 무하마드 알리에게 태권도를 가르친 주인공이기도 하다. 일흔을 홀

쩍 넘기신 총재님에게 물었다.

"총재님, 운동을 오래 하셔서 그런지 청년 같으시고 카리스마가 넘치십니다."

그러자 그 비결이 "연습 그리고 연습"이라고 했다. 지금도 날마다 팔굽혀펴기를 1,000회씩 연습하며 날마다 웃는 연습까지 한단다. 몸도 연습이 만들어냈고, 자신감도 연습이 만들어냈고, 관계력도 연습이 만들어낸 것이다. 배짱도 마찬가지가 아닐까.

30대 초반인 미혼 남성은 무려 행복여행을 다섯 번이나 왔다. 처음에는 사람의 눈도 보지 못했고, 말도 심하게 더듬어서 관계가 힘들었다. 두 번째 왔을 때는 겨우 눈치를 보면서 한 번씩 쳐다보고 자기 의사표현을 하곤 했다. 세 번째 와서는 다른 사람과 눈을 마주치기 시작했다. 네 번째 와서는 같이 춤추기 시작했고, 자기가 대인기피증이 너무나 심했던 사람이라고 고백하는 말도 했다. 다섯 번째 와서는 어떻게 되었는지 아는가? 농담을 던지는 사람이 되었을 뿐 아니라 사람들 속에서 수다를 떨고 있었다.

자신감이 없는 사람이라면 이제 수다부터 시작해보자. 어떤 말도 상관없다. 자주 하다 보면 익숙해지고, 익숙해지면 남의 눈치에서 벗어나게 된다. 말을 조리 있게 못 해도 좋다. 완벽하게 못 한다고 소리를 전혀 내지 않는다면 자신감은 여전히 그 자리에 머물 것이다.

## 😊 지글리쉬 웃음운동법

'옹알이 웃음법'이라고도 한다. 앞뒤 안 맞는 수다를 떨다 보면 말하는 것이 쉬워질 수 있다. 여기에다가 안 해봤던 말과 제스처를 하다 보면 동작이 커지고 자연스럽게 웃음이 터진다. 틀 깨기를 이용해 망가지면 자연스럽게 자신감도 키울 수 있다.

### how to

1. 짝꿍과 먼저 할 사람, 나중에 할 사람을 정한다.

2. 나이가 1~3살이라고 가정하자.

3. 먼저 할 사람이 알아듣지도 못하는 옹알이를 한다.

4. 그다음에 말을 받아서 옹알이를 한다.

5. 주거니받거니 하다가 말문이 막히는 사람이 지는 것이다.

6. 이때 나오는 기침이 막혔던 기를 뚫어준다.

7. 유튜브에서 [기저귀 차고 나온 KT 광고]를 이용해 따라 하면 더 효과적이다.

# 03

# 안 해봤던 짓을 하라

— 사자 웃음운동법

숨에는 날숨이 있고 들숨이 있다. 말 그대로 뱉어내는 웃음과 들이마시는 웃음이다. '허허' 웃는 사람을 제외하고는 웃음은 날숨을 이용하는데, 이때 독소뿐 아니라 길게 웃으면 복식호흡을 통해 호흡이 길어지고 장수까지 누릴 수 있다. 날숨은 특히 감정의 찌꺼기를 배출하는 데 탁월하다.

한국웃음연구소에서는 군부대 자살 예방을 위해 그린캠프에 '웃음치료'를 도입한 적이 있다. 미술치료, 음악치료, 웃음치료 이 세 가지를 하는데, 그중에서 가장 힘든 것이 웃음치료란다. 이유인즉, 다른 영역들은 마음을 열지 않고서도 가능한 반면, 웃음은 속을 보일 뿐 아니라 감정을 뒤집는 시간이라서 훨씬 부담스럽다는 것이다.

하지만 결과는 어떤 치료보다 놀랍도록 효과가 있다. 한 번 소리를 내면 묵은 감정의 찌꺼기를 뒤집을 수 있기 때문이다. 이것이 웃음의 놀라운 효과다.

웃음의 또 다른 효과는 파동 에너지 효과다. 과학실험에서 Y자형 파동 효과를 생각해보면 알 수 있다. 하나를 "딩~" 하면서 때리면 주변의 소리굽쇠가 반응하는 것을 볼 수 있다. 보이지 않는 파동 에너지가 같은 주파수를 내기 때문에 주위가 울리는 것이다.

가족 중 한 사람이 즐거우면 그 에너지는 전염된다. 반대로 우울한 사람이 있으면 우울한 에너지 또한 쉽게 전염된다. 어린 시절 호숫가에 돌을 던졌을 때 물결이 퍼져가는 것을 생각하면 쉽게 이해된다. 웃음도 마찬가지다. 깔깔깔 웃기만 해도 행복이 파동을 일으킨다.

1. 웃음은 내적 에너지(자신감, 용기)를 북돋아준다.
2. 웃음은 극복할 수 있는 능력(정신력, 투지)을 강화시킨다.
3. 웃음은 긴장감과 공포심을 완화시킨다.
4. 웃음은 분노를 몰아내고 적대감과 공격성을 약화시키는 최고의 파동 에너지다.

긍정심리학의 거장 마틴 셀리그만도 웃음의 효과들을 이렇게 증명한다. 심장마비를 일으켰던 사람 96명을 대상으로 그들의 성격과, 심장마비를 일으킨 이후 삶을 조사해보았다. 그 결과, 비관적인 성격의 소유자로 분류된 16명 가운데 15명이 그대로 죽음을 맞이한 반면, 낙천가로 분류된 16명 가운데 11명은 소생하여 목숨을 이어갔다.

이렇게 좋은 웃음을 이제는 마다할 일이 있을까? 오늘은 주위의 긍정 에너지를 위해 웃음운동법에 도전해보자. 오늘 하루 아주 건강하게 행복하게 지낼 수 있을 것이다.

## 😊 사자 웃음운동법

한국 사람들은 자신의 입속을 남에게 보이는 것을 굉장히 싫어한다. 하지만 사자 웃음법은 독소 배출에 탁월한 웃음운동법이므로 체면을 벗어버리고 장난스럽게 따라 해보자. 혀를 길게 뽑는 사자 웃음운동법은 자신감을 찾는 새로운 도전이 될 것이다.

### how to

1 양손을 손바닥이 위로 향하도록 목에 댄다.

2 혀를 "헤~" 발음으로 길게 뽑는다.

3 양손을 흔들어가며 "헤" 발음을 15초간 길게 웃으며 뱉어낸다.

4 짝꿍과 누가 소리를 크게 길게 내는지 겨룬다.

5 짝꿍과 누가 혀를 길게 빼는지 내기를 해도 좋다.

6 이때 웃어주다가 기침이 나오면 기가 열리는 현상이니 아주 잘한 것이다.

# 04

# 성공한 경험을 떠올려라

— 항아리 웃음운동법

자신감은 과거형이라는 말이 있다. 성공하는 사람은 성공한 경험이 있고, 실패한 사람은 실패한 경험이 있는 것이다. 이처럼 경험은 현재의 자신감을 결정하는 데 지대한 영향을 미친다. 과거의 자신감은 현재가 힘들어도 다시 일어설 수 있는 힘이 되곤 한다.

한번은 사무실에 27세쯤 되는 젊은 친구가 찾아왔다. 다음 날 승무원 면접을 보는데 자신감이 없어서 웃음치료를 받고 싶다고 했다.

"100점이 합격이라면 지금 몇 점을 줄 수 있을까요?"라고 물었다.

5점이란다.

처음에는 내가 잘못 들었나 싶어 되물었다.

"50점?"

50점이 아닌 5점이었다.

면접에 통과한 적이 한 번도 없다 보니 실패 경험만 가지고 있었던 것이다. 신념은 얼굴과 말에 그대로 드러나는 법이다.

1년 전에 막내아들(초3)이 학교를 옮기면서 교장 선생님과 면접을 봤다.

"한요, 장점이 뭐니?"라는 질문에 아들이 이렇게 대답했다.

"저는 자신감이 넘쳐요."

초등학교 3학년이 이렇게 대답해서 다시 물었단다.

"어떤 자신감?"

"저는 딱지도 잘하고요. 달리기도 잘하고요. 먹기도 잘해요."

두 사람의 표정을 상상하여 비교해보자. 보나마나 천지 차이일 것이다.

내일 면접을 본다는 친구에게 다시 물었다. 자신감을 위해 행복했던 기억을 찾아야만 했다.

"4살 때 비행기를 처음 봤어요. 너무나 신기했어요."

"그랬군. 그렇다면 그때 어떤 소리를 질렀는가?"

"우아~ 신기하다."

행복했던 경험을 떠올리며 그 친구는 자신감을 찾기 시작했다. 자신이 비행기를 얼마나 좋아하는지 되살리기만 했을 뿐인데 표정이 바뀌기 시작했다. 다음 날 본 면접에서 붙었는지 떨어졌는지는 모른다. 하지만 그 친구가 남기고 간 말은 아직도 내 기억에 생생하다.

"소장님, 감사합니다. 85%의 자신감이 생겼어요. 떨어지든 붙든, 내가 무엇을 좋아하는지 다시 알려주셔서 감사합니다."

과거의 경험에서 자신감을 찾을 수 있다면 좋다. 하지만 그것도 없다면 'As if~'를 사용해라. 꿈을 이뤘을 때를 상상하며 길게 웃는 것만으로 다시 일어서기에 충분하다.

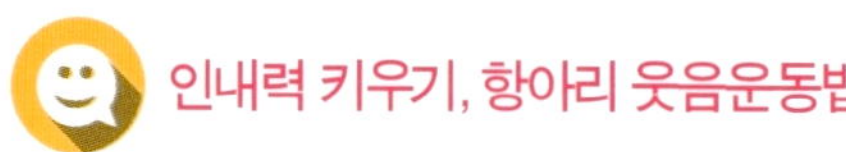
## 인내력 키우기, 항아리 웃음운동법



### how to

1. 기마 자세를 하고 상체는 꼿꼿이 세운다.

2. 양손은 항아리를 안은 듯한 포즈를 취한다.

3. 그 자세에서 "파~" 하며 최불암 웃음법으로 15초간 길게 웃는다.

4. 꿈을 이뤘을 때를 생각하며 5분 동안 참고 웃는다.

5. 너무 견디기 어려우면 한 번씩 일어섰다가 다시 자세를 취한다.

6. 1분, 3분, 5분씩 늘려가면 좋고, 일어나서는 허리를 양쪽으로 돌려 몸을 풀어준다.

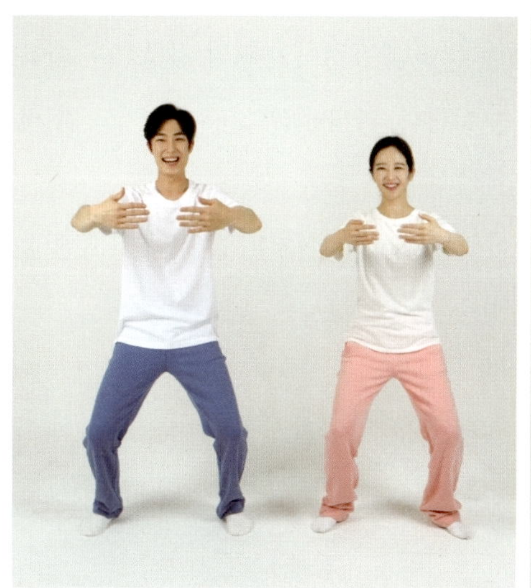
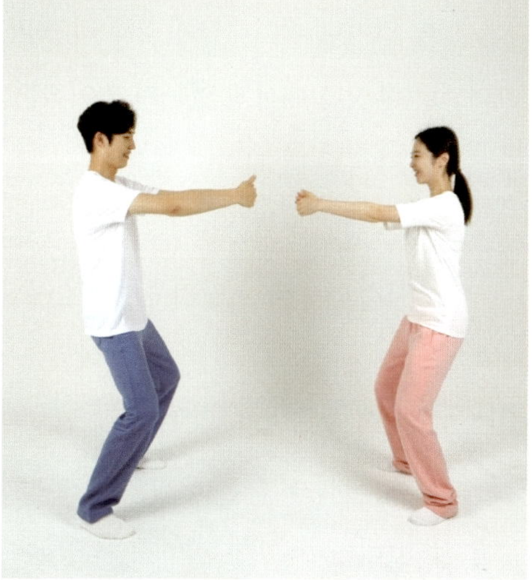

항아리 웃음운동법

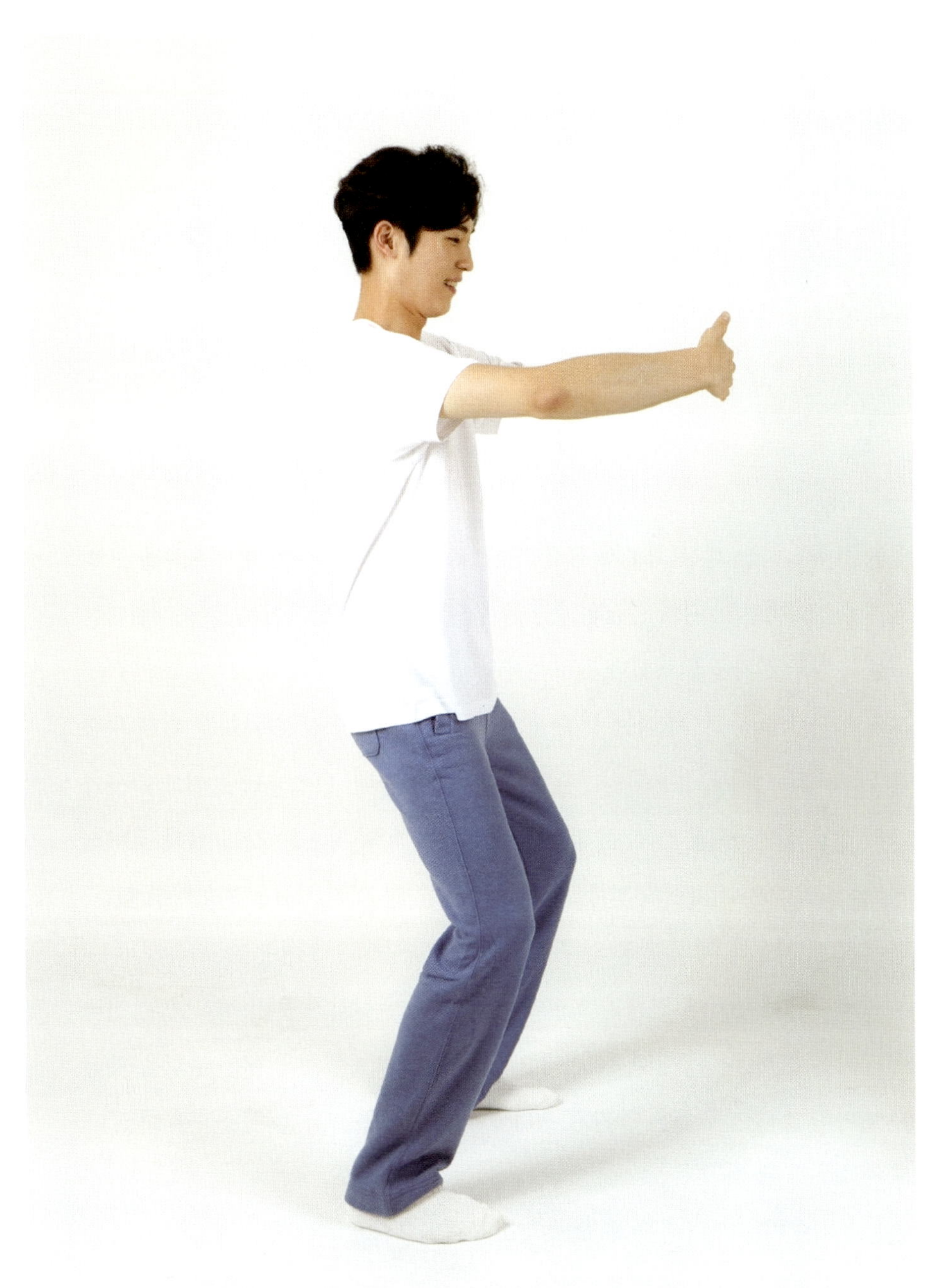

항아리 웃음운동법

# 05

# 크게 소리를 질러라

—1·2·3·4 웃음운동법

웃음을 유발하는 신경 회로가 있을까? 캘리포니아 주립대학의 이츠하크 프리드 박사는 〈네이처〉지에 인간의 웃음을 유발하는 뇌의 영역이 따로 존재한다는 내용의 연구 결과를 발표했다.

그의 논문에 의하면, AK라는 이름을 가진 16세 소녀가 간질 치료를 위한 수술을 받으려고 캘리포니아 주립대학병원에 입원했는데, 이츠하크 프리드 박사와 그의 신경외과 동료들은 간질 발작을 일으키는 뇌의 부위를 찾기 위해 소녀의 두개골을 열고 대뇌피질에 전극을 부착하여 미약한 전기 자극을 가했다고 한다. 전극 89개 가운데 뇌의 왼쪽 앞부분(좌전두엽)에 있는 뇌의 이랑(left superior frontal gyrus)에 부착된 전극에 전류를 흐르게 하자 소녀가 갑자기 웃기 시작했다. 전극을 부착한 두개골을 봉합한 뒤 전기 자극 실험을 계속했는데 같은 부위를 자극할 때마다 소녀는 웃음을 참지 못했다. 그래서 '웃음을 유발하는 신경 회로'라고 추측하게 된 것이다.

웃음을 터뜨리는 소녀에게 왜 웃느냐고 물으면 "뭔가 재미있는 생각이 떠올랐다."고 대답했다. 어떤 생각이었는지 구체적으로 말해보라고 하면 그때서야 재미있는 생각을 만들어냈다. 보통 사람들은 재미있는 생각이 떠올라서 웃지만 그 소녀는 먼저 웃고 나서 재미있는 생각을 만들어냈던 것이다.

뒤집어 말하면 먼저 웃어도 감정과 행동이 바뀔 수 있다는 것을 의미한다. 이로 써 웃음치료는 강력한 행동치료임이 증명된 셈이다.

많은 심리학자들은 말한다. 생각이 바뀌면 행동이 바뀌고, 습관이 바뀌면 인생 이 바뀐다고. 그런데 나를 보더라도 생각은 쉽게 바뀌지 않는다. 이미 만들어진 고정관념이 자리 잡고 있기 때문이다. 그래서 나는 웃음치료를 생각을 바꾸기 위한 행동치료로 사용한다. 감정과 기억은 동전의 앞뒤와 같아서 감정이 기억 을 끌어낸다. 생각이 감정을 만들어내기도 하지만 감정이 생각을 만들어내기도 하는 것이다.

정말 그럴까? 간단한 실습을 하나 해보자. 이 중에서 자신이 잘하는 것을 찾아 동그라미를 쳐보라. 여러 개라도 상관없다.

[고무줄 끊기, 지각하기, 수업 시간에 자기, 거꾸로 서기, 이성 꾀기, 재기차기, 땅따먹기, 욕하기, 밥 먹기, 트림하기, 뒤에서 꿀등 하기, 방귀 뀌기, 잘 웃기, 잘 먹기, 오래달리기, 노래하기, 장난치기, 웃기기, 소리 지르기, 울기, 흉내 내기, 빨래하기, 공차기, 라면 먹기, 구슬치기, 축구하기, 화내기, 설거지하기, 운전하 기, TV 보기, 쇼핑하기, 공부하기, 상상하기, 심부름하기, 혼자서 중얼거리기, 혼자서 잘 놀기, 한 번에 여러 가지 일하기, 멍 때리기]

기분이 어떤가? 잘하는 것에 동그라미를 치다 보면 덩달아 기분도 좋아질 것이 다. 기분이 나쁘면 자신감도 떨어지고, 기분이 좋아지면 자신감도 올라간다는 사실을 알게 될 것이다.

건강을 위해 디톡스를 하는 것처럼 자신감을 위해서 빼내야 할 것은 묵은 감정이다. 평생 눌러놓은 원통함을 풀어낼 수 있다면 더 좋겠지만 여기서는 소리 지르기로 속을 시원하게 만들어보자. 엄청난 힐링뿐 아니라 자신감이 솟는 방법이다.

## how to

1. 짝을 지어 1, 2를 정하고 서로의 눈을 보며 기 싸움을 한다.

2. 1이 '일' 하면 2가 '이' 한다. 이때 소리는 계단식으로 올라간다.

3. 소리를 지를 수 있는 때까지 지른다.

4. '1, 2, 3, 4…' 가 끝나면 이제는 '하'로 들어간다.

5. '하'가 끝나면 '엄마'로도 소리 지를 수 있을 때까지 질러본다.

6. '아빠'나 '저리 비켜'로도 해보면 묵은 감정도 올라오고 속도 시원해진다.

# 06

## 회복 탄력성 키우기

# 털어버리는 힘을 키워라

— 가라 웃음운동법

[운명은 나를 비천하게 만들지만 운명 앞에서 웃을 수 있는 사람은 운명을 개척해나간다.]

'고독'의 작가인 엘라 휠러 윌콕스는 웃음을 이렇게 노래했다.

웃어라, 그러면 세상도 너를 따라 웃을 것이다.

하지만 운다면 너는 혼자 울게 될 것이다.

기뻐하라, 그러면 사람들이 너를 찾을 것이다.

하지만 슬퍼한다면 그들은 돌아가버릴 것이다.

그들은 네 기쁨의 전부를 원하지만

네 고뇌를 필요로 하지 않는다.

즐거워해라, 그러면 네 친구가 많아질 것이다.

하지만 슬퍼한다면 그들 모두를 잃을 것이다.

신주(신의 술)로 가득 찬 네 술을 거절할 사람은 없다.

하지만 인생의 쓴잔은 너 혼자 마셔야 할 것이다.

(이하 생략)

– 엘라 휠러 윌콕스

웃으면 복이 온다. 우리 조상들도 그 비밀을 알았는지 '엣센스' 국어사전만 펼쳐 봐도 웃음에 관한 사자성어가 무수히 많다. 웃음의 중요성을 말하는 것일 게다.

*파안대소(破顔大笑) : 얼굴빛을 부드럽게 하여 크게 웃음

*가가대소(呵呵大笑) : 소리를 내어 크게 웃음

*탄구대소(綻口大笑) : 옷이 터질 정도로 입을 벌리고 크게 웃음

*간간대소(刊刊大笑) : 얼굴에 화기를 띠고 소리 내어 웃음

*박장대소(拍掌大笑) : 손뼉을 치며 크게 웃음

*홍연대소(哄然大笑) : 크게 껄껄 웃음

*앙천대소(仰天大笑) : 너무 우습거나 어이가 없어 하늘을 쳐다보며 크게 웃음

*포복절도(抱腹絶倒) : 너무 우스워서 배를 잡고 몸을 가누지 못할 만큼 웃음

*요절복통(腰折腹痛) : 허리가 꺾이고 배가 아플 지경으로 웃음

*만당홍소(滿堂哄笑) : 한자리에 모인 사람 모두가 크게 웃음

*봉복절도(捧腹絶倒) : 포복절도

*협견첨소(脅肩諂笑) : 옆구리와 어깨를 웅송그리고 아양을 떨며 웃음

이 많은 웃음이 21세기에 꼭 필요한 이유는 털어버리는 힘이 생기기 때문이다. 이것을 회복탄력성이라고도 하는데, 어찌 보면 현대인에게 가장 필요한 힘일

것이다.

IBM 회사에서는 회의를 하다가 막히면 머리를 턴다고 한다. 이처럼 웃음은 생각을 터는 방법으로 가장 간단하면서도 가장 강력하게 제자리에 돌아올 수 있는 탁월한 방법이다.

## 😊 가라 웃음운동법

가라 웃음법은 어르신들에게 사용하면 속도 시원하고 재미도 있다. 어디가 아픈지 물어보고 믿음으로 그 아픈 곳을 향해 '가라' 고 명하면 진짜로 아픔이 사라지는 경험도 할 수 있다. 믿음은 실제적인 현상이 된다. 한 번 경험하고 나면 자신감까지 올라온다.

### how to

1. 어디가 아픈지 물어보고 정한다.
2. 만약 무릎이라면 무릎을 쓰다듬어주면서 이렇게 말한다.
3. "무릎아~ 관절아~ 고맙다." 3차례 쓰다듬어주면서 말을 한다.
4. 손바닥끼리 서로 밀어내며 "가라 가라 가라!" 이렇게 소리친다.
5. 말의 능력이 얼마나 강력한지 경험하게 한다.
6. 또 다른 아픈 곳이 있다면 동일하게 적용한다.
7. 이번에는 반대로 이루고 싶은 것이 있다면 "이리 오너라." 해도 좋다.
8. "건강아, 이리 오너라." "돈복아, 이리 오너라." 하고 소리를 지른다.
9. 손뼉을 치며 '하 하하하' 한바탕 웃고 나면 절로 믿음이 생긴다.

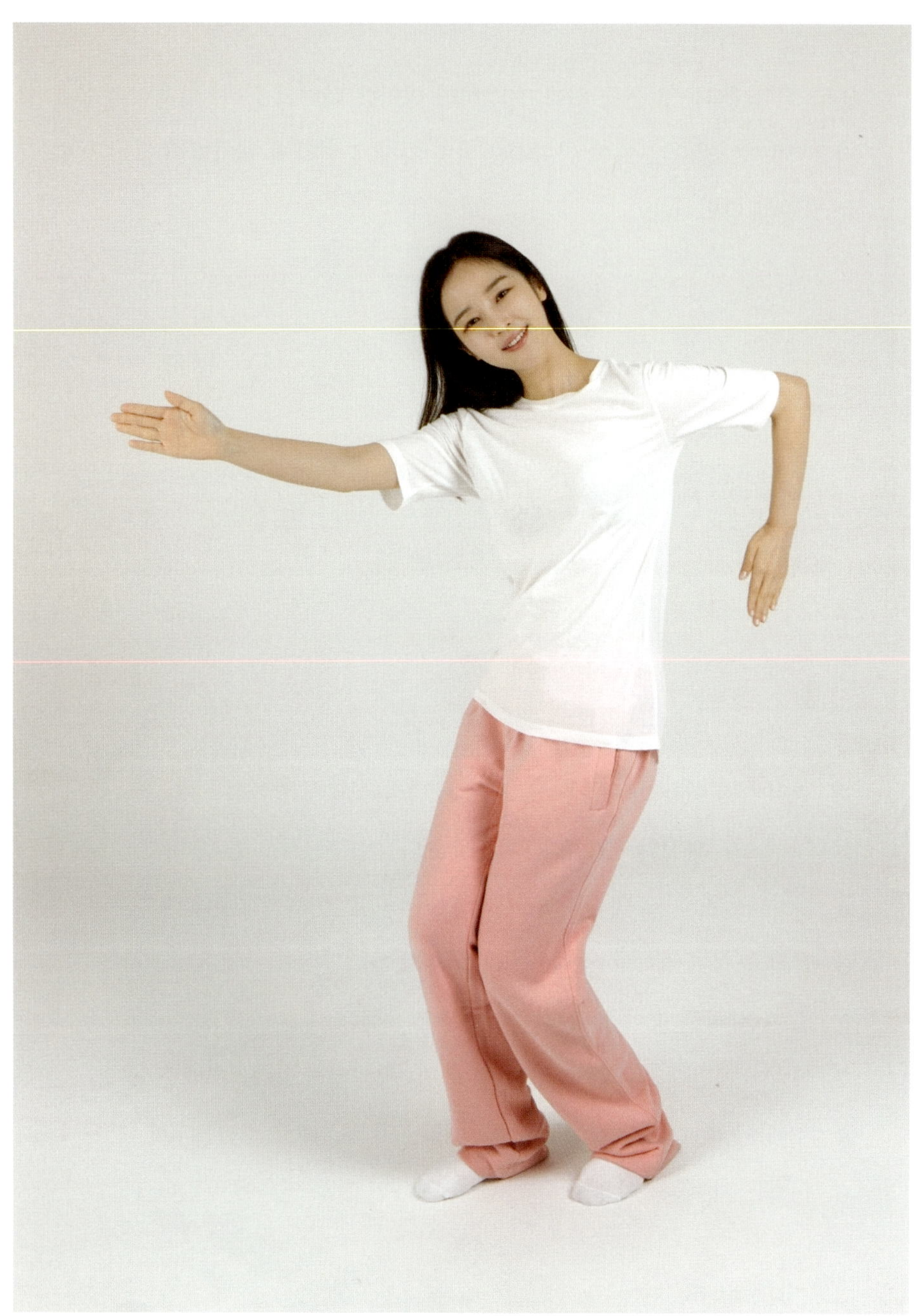

가라 웃음운동법

# 07



**절대 긍정력 키우기**

## 일어나자마자 웃어라

— 양치질 웃음운동법

웃음과 미소에는 차이가 있다. 미국 벤더빌트 대학의 심리학과 교수 조안 바초로프스키는 웃음과 미소를 이렇게 말한다.

"미소는 웃음에 비해 얼굴근육을 훨씬 덜 사용할 뿐 아니라 소리도 내지 않는다. 또 의도적으로 미소를 지음으로써 상대방에 대한 호감을 가장하기도 한다. 반면에 웃음은 더 솔직하고 즉각적으로 감정을 표현하고, 많은 신경과 근육, 배, 성대까지 동원되는, 에너지 소모가 큰 행동으로 본다. 그렇기에 지속적인 웃음은 얼굴빛과 마음까지 바꿔놓는 것이다. 미소와 웃음에는 이런 차이가 있지만 거짓 웃음과 진짜 웃음에는 거의 차이가 없다."

심리학자이며 캘리포니아 의대 교수인 폴 에크먼 교수는 이렇게 말한다.

"진실된 웃음과 거짓 웃음의 효과는 흡사하다. 우리 몸은 특이한 감정표현을 흉내 내면 몸도 거기에 따른 생리적인 유형을 보이기 때문에 거짓 웃음과 진짜 웃음은 효과가 흡사하다."

이를 증명하기 위해 한 가지 실험을 해보자.

지금 왼손 바닥에 노란 레몬이 있다고 가정해보자. 레몬을 과도로 반을 잘라라. 국물이 줄줄 흐르고 있다. 껍질을 벗겨서 한 입에 넣고 꿀꺽, "아이 셔." 하며 몸서리를 칠 것이다. 왜? 생각만 해도 우리의 뇌는 먹었다고 반응하기 때문이다. 종만 쳐도 학습된 개가 침을 흘리는 것처럼 똑같이 반응한다. 그래서 억지웃음도 진짜 웃음과 똑같은 반응을 일으키는 것이다.

혹자는 거짓 웃음이 마음의 괴리감을 더 일으켜 감정노동에 빠진다고 한다. 그것은 억지웃음이 아니라 억지 미소를 지었기 때문이다. 감정은 불행한데 얼굴은 행복한 척하는 것에서 오는 괴리감이다. '이렇게 살아야 하나?' 라는 이질감이 생기는 것이다.

하지만 웃음은 소리를 동반해서 그 감정을 뒤집는 것이다. 일단 "하 하하 하하하~" 길게 따라 웃어보자. 좌뇌가 활성화되는 시간인 아침 시간을 활용하여 웃어보자. 아침에 웃는 웃음은 보약 10첩과 같다. 특히 아침에 스트레스 호르몬인 코티졸이 분비되는데, 이 호르몬이 부족해도 피로 증후군에 빠질 수 있다. 그러니 코티졸은 아침에 더 많이 웃어야 하는 이유이기도 하다. 아침에 30초만 웃어도 불평불만이 사라질 것이다. 아침부터 모든 것이 잘될 것 같은 긍정의 힘이 생길 것이다. 거울은 절대 먼저 웃지 않는다.

##  기분 전환 양치질 웃음운동법

습관을 좇아 행할 수 있는 아침 웃음운동법으로 가장 좋은 것이 양치질 웃음운동법이다. 양치질 웃음운동법은 특히 세 가지를 자극할 수 있다. 미소를 만들 수 있고, 입 주위를 풀어줄 수 있고, 뱉어낼 때 '파' 소리와 함께 명치를 자극할 수 있어 복합적인 전신운동을 이끌어낼 수 있다.

1 칫솔에 치약을 묻히고 '이'라는 발음을 길게 하면서 웃으면서 칫솔질을 한다.

2 입을 중간쯤 벌리고 '하~' 발음을 길게 하면서 약 15초간 웃으면서 양치질을 한다.

3 입을 오므리고 물로 입안을 씻어낸 후 '파~'라는 발음으로 뱉어내면서 웃음으로 연결한다.

4 3번 동작을 3회 이상 반복하면 얼굴의 팔자주름 예방에도 좋고 흉선을 자극하여 심장에 좋다.

5 닦고 나서 거울을 보며 "룰랄라 럭키데이!"라고 인사를 한 후 마무리한다.

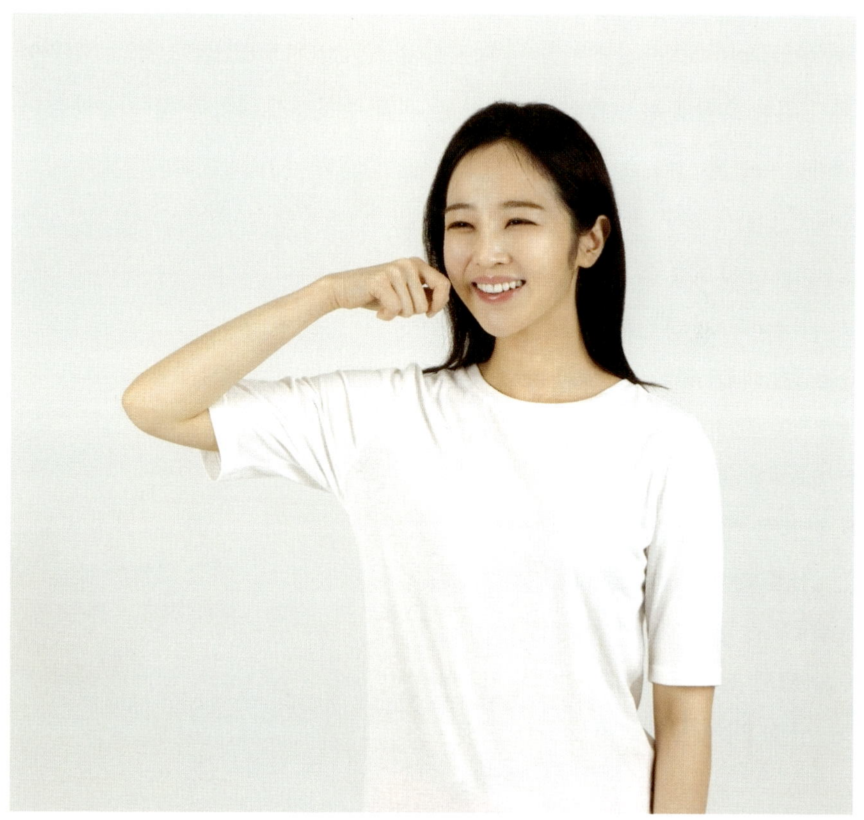

양치질 웃음운동법

# 08

# 슈퍼맨 자세를 취하라

– 위풍당당 슈퍼맨 웃음운동법

매경이코노미스트가 승진한 유명 대기업의 신임 임원 50명을 대상으로 임원이 되기 위한 조건에 관하여 설문조사를 한 결과 추천자가 많았던 항목 순서로 나열하면 다음과 같다.

1. 원만한 대인관계를 유지하라. (인간관계)

2. 자기 분야에서 최고 전문가가 되라. (업무 능력)

3. 훌륭한 리더가 되라. (리더십)

4. 조직이 공감하는 비전을 제시하라. (업계 통찰 능력)

5. 외국어에 능통하라. (어학 능력, 영어는 필수)

6. 추진력을 키워라. (추진력)

7. 성실은 기본이다. (성실 근면)

8. 발표력, 설득력을 배양하라. (논리적 언변)

9. 일에 대한 열정을 가져라. (주인 의식, 자기계발)

10. 아침형 인간이 되라. (조기 출근, 시간 관리)

이 글을 읽다 보면 아무나 리더가 되는 게 아니라는 생각이 든다. 하지만 리더가 되기 위한 첫 번째 조건을 선택하라고 한다면 나는 무엇을 선택할까? 나는 2번, '자기 분야에서 최고 전문가가 되라.'를 선택하겠다. 최고 전문가가 되기를 소망한다면 나머지도 선택하게 될 것이기 때문이다.

나는 몇 년 전에 자신감을 키우기 위해 두 가지 목표를 세웠다.
첫째, 할리우드에 가서 '1분 웃음 트레이닝'으로 외국 사람들에게 웃음치료 하기
둘째, 300명 앞에서 생전 안 해봤던 랩으로 공연하기
첫째 목표에 도전하기 위해 '1분 웃음 트레이닝'을 영어로 달달달 외웠다. 영어를 잘하지 못하는 나로서는 못 알아듣기 때문에 먼저 리드하기로 마음을 먹었다. 둘째 목표인 랩 공연도 800명 앞에서 성공적으로 마쳤다. 단지 태도만 바꿨을 뿐인데 어디서인지 용기가 나기 시작했고 용기 후엔 새로운 자신감이 생겼다. 이처럼 자신감은 심리적인 태도에서 시작된다.

'찰리 브라운' 만화에서 봤던 한 장면이 생각난다.
"우울감을 만끽하려면 첫째, 어깨를 펴지 말 것, 둘째, 고개를 절대 들지 말 것."
그렇다면 자신감은 반대 자세를 취하면 되는 것이다.
"자신감을 만끽하려면 첫째, 어깨를 똑바로 펼 것, 둘째, 고개를 당당히 들 것."
삶이란 심리적인 태도의 결과다.
최근 미국 심리학자도 이런 발표를 했다.
'슈퍼맨 자세만 취해도 자신감은 훨씬 더 높아진다.'

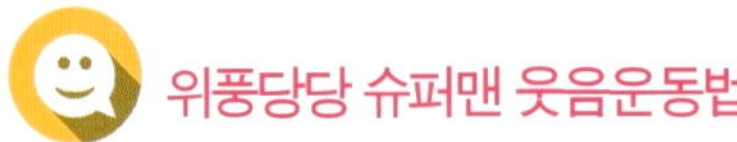

## 위풍당당 슈퍼맨 웃음운동법

슈퍼맨 자세를 위해서 척추를 곧게 하면 기가 열리고 몸도 마음도 달라진다. 척추만 바르게 세워도 잔병이 없어진다고 하니 스트레칭과 함께 자신감을 키워보자.

### how to

1. 가슴을 앞으로 내밀고 양손을 태권도 자세로 옆구리에 댄다.
2. 이때 시선은 반드시 정면을 바라보고 선다.
3. 양손을 허리에 댄 상태에서 10초간 길게 웃는다.
4. 이번에는 슈퍼맨이 날아갈 때 자세를 취하고 15초간 웃는다.
5. 왼손을 위로, 오른손은 주먹 쥐고 옆구리에 차고 15초간 웃는다.
6. 양팔을 가슴에 끼고 고개를 15도 각도로 들고 "우하하하하하" 웃는다.
7. 자신감이 넘치는 자신의 모습을 셀프카메라로 찍어서 보는 것도 참 좋다.

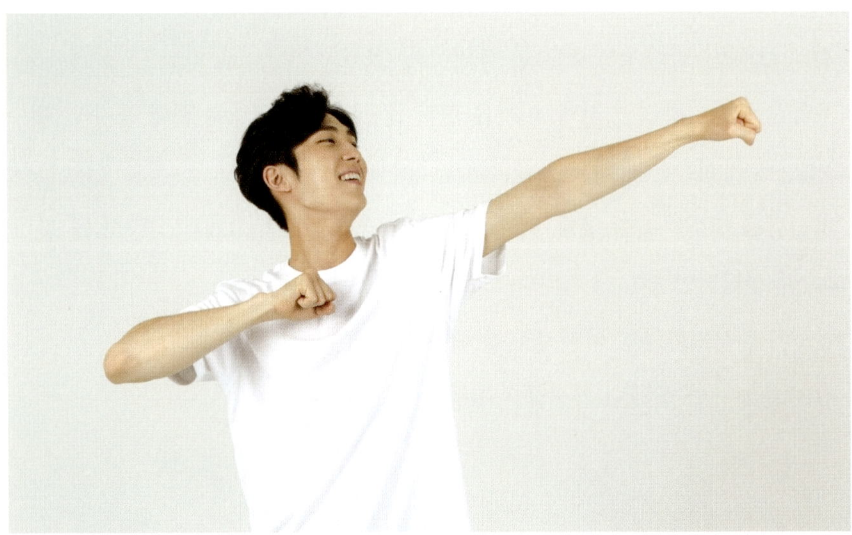

슈퍼맨 웃음운동법

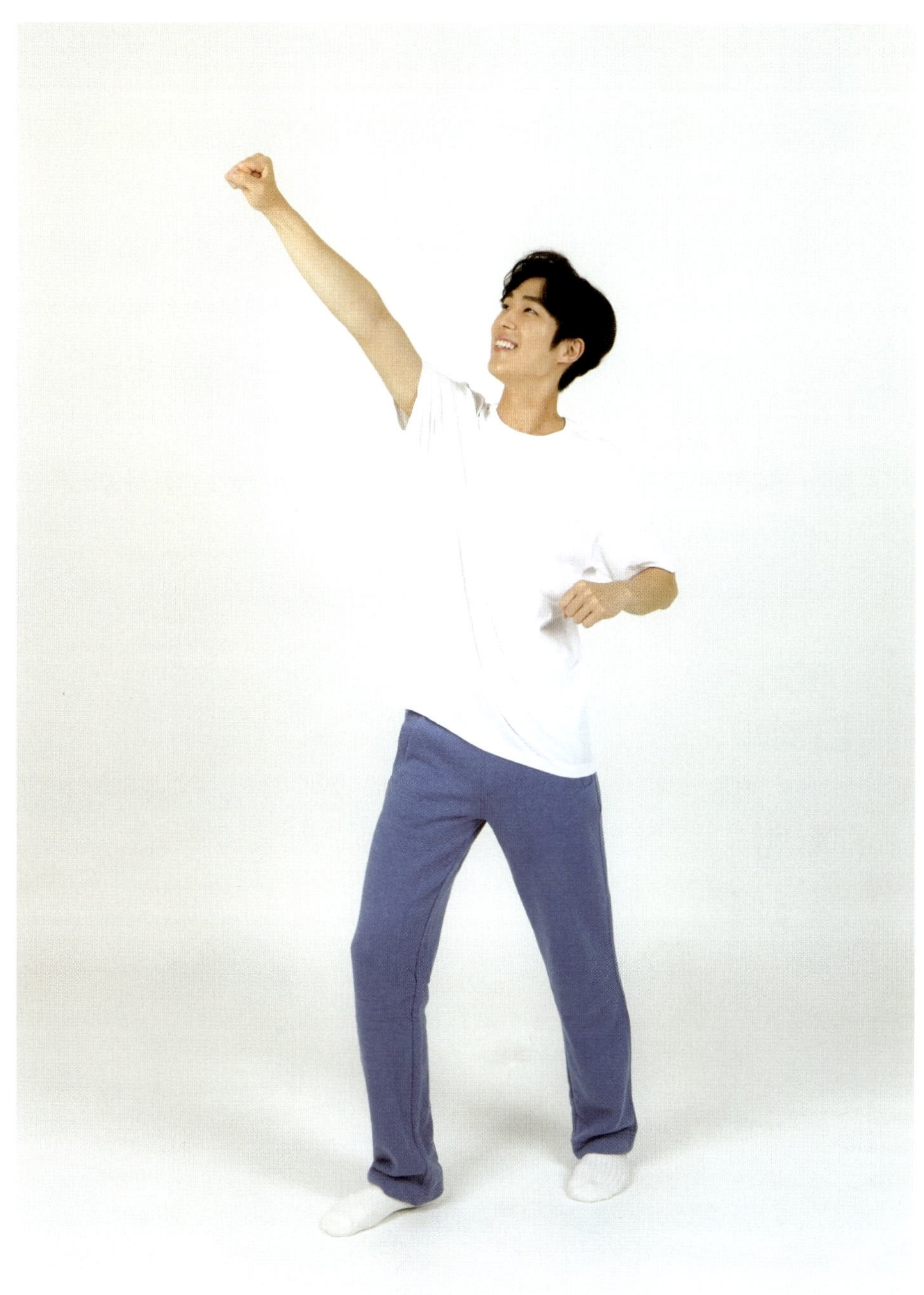

슈퍼맨 웃음운동법

# 얼굴 성형, 얼굴 스트레칭 웃음법

이 스트레칭은 이미 피부가 늘어지기 시작한 사람에게도 효과가 있다. 얼굴 스트레칭 시리즈는 혈액순환을 좋게 하고 표정근의 작용을 활성화한다. 여성의 경우, 메이크업 전에 스트레칭을 실시하면 놀랄 정도로 화장이 잘 받는다.

이 스트레칭의 기본은 얼굴은 중심에서 바깥쪽으로, 목은 심장 방향으로 하는 것이 원칙이다. 입매에서 볼에 걸쳐서는 위로 끌어올리듯이 스트레칭을 하는 것이 효과적이다.

## 😀 이마

두 손의 손가락을 사용하여 좌우 눈썹 안쪽에서 각각 위쪽으로 문질러 올린다. 여기서 한 번 멈추었다가 헤어라인을 따라서 바깥쪽으로 손가락을 미끄러뜨려 관자놀이 부분을 조용히 눌러준다.

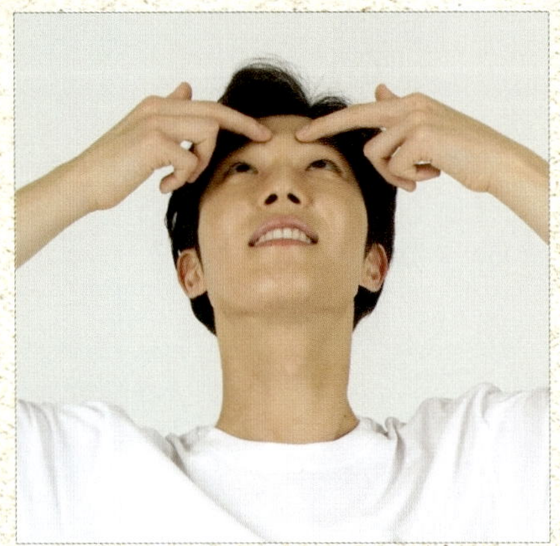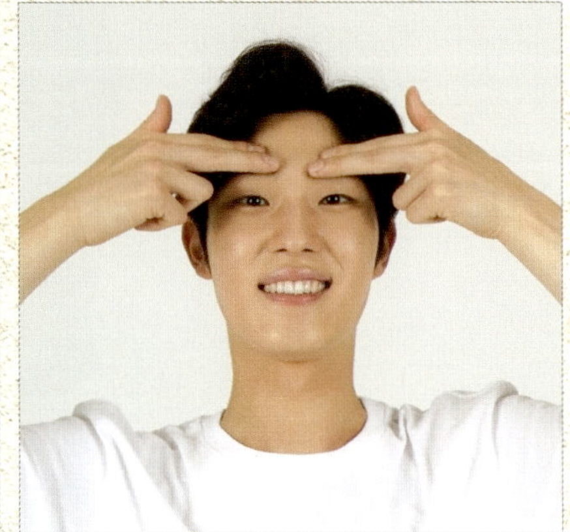

이마 스트레칭

## 눈

두 손의 손가락을 사용하여 양쪽 눈시울을 지그시 누른다. 눈시울에서 위쪽 눈꺼풀, 위쪽 눈꺼풀에서 눈초리, 눈초리에서 아래 눈꺼풀 순서로 눈 주위를 빙글빙글 돌리면서 마사지한다.

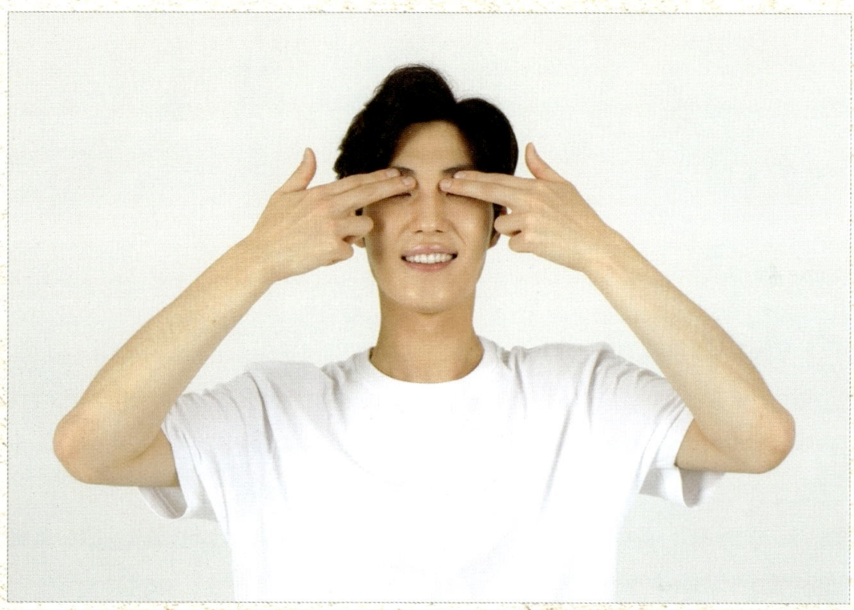

눈 스트레칭

## 볼

두 손의 손가락을 턱 끝에서 좌우 귀 아래로 나선을 그리듯이 문지른다. 그다음 좌우 구각(입꼬리)에서 좌우 귓불 앞, 좌우 콧방울에서 좌우 관자놀이를 향해 각각 나선을 그리듯이 문지른다. 근육을 위로 끌어올리듯이 스트레칭 한다.

## 입

입술 아래 움푹한 부위를 반원을 그리듯이 스트레칭 한다. 양 손가락으로 좌우 구각을 지나 인중 부분까지 반원을 그리며 스트레칭 한다.

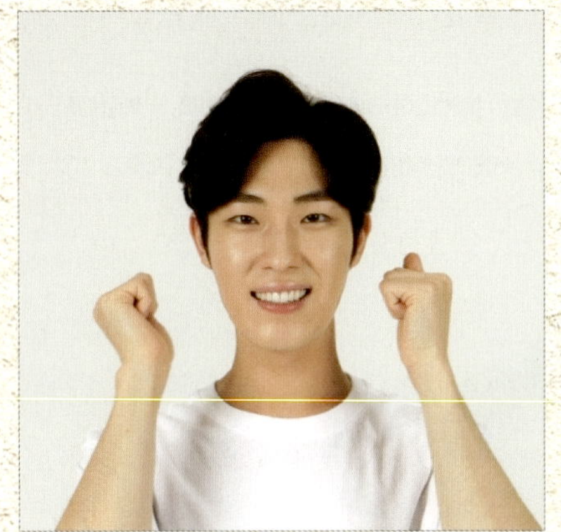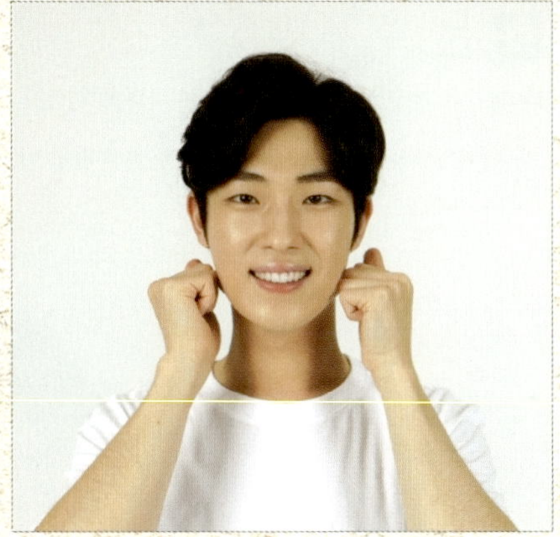

얼굴 두드리기

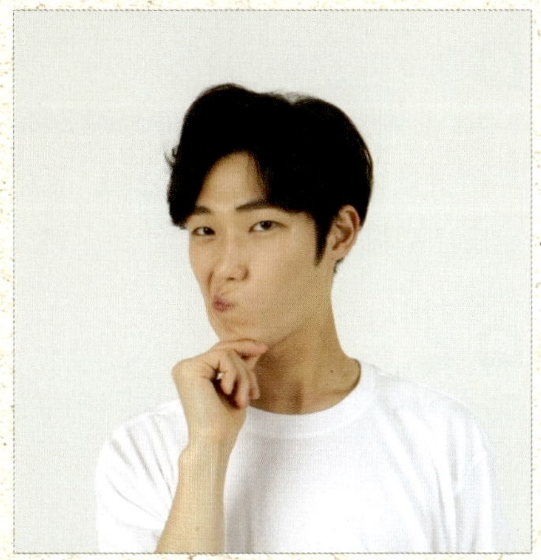

## 😊 얼굴 두드리기

얼굴의 긴장을 풀고 '아' 발음 상태의 표정을 만든다. 그리고 손가락 끝을 모두 모아 가볍게 터치하듯이 입 주위를 15번 정도 두드려준다. '아' 발음 상태에서 두드리기가 끝나면 이번에는 '에' 발음 상태에서 두드린다. 순차적으로 '이', '오', '우' 발음 상태에서 얼굴을 골고루 두드려준다.

얼굴 두드리기는 평소 사용하지 않는 입 주위 근육을 자극하기 위한 것이다. 이때 눈 둘레의 안륜근을 움직여 자애로운 표정을 지어주면 효과를 배가시킬 수 있다.

## 😊 상하좌우 삐죽대기

입술을 오므려 앞으로 쭉 내밀고 삐죽이듯 상하 좌우로 움직인다. 한 번 연습할 때 5~6회 정도 계속하면 입 주위와 볼 근육이 움직이는 것을 느낄 수 있다. 이 동작을 반복해서 연습하다 보면 입 주위 근육을 자유자재로 움직일 수 있게 된다. 상하좌우 삐죽대기를 할 때는 되도록 턱을 고정시켜 입 주위 근육이 충분히 스트레칭 되도록 하는 것이 중요하다. 턱이 움직이지 않도록 턱을 한 손으로 잡고 하면 한결 수월하다.

입 삐죽대기

## 💬 입꼬리 당기기

입술을 한쪽으로 최대한 끌어당겨 5~10초 정도 멈춘다. 입술 근육을 상하좌우 삐죽대며 스트레칭 할 때와는 전혀 다른 근육이 움직이는 것을 느낄 수 있다. 3회 정도 해주면 근육이 부드럽게 풀린다. 소근을 효과적으로 자극하는 동작으로 멋진 웃음을 만드는 데 큰 도움이 된다.

## 💬 얼굴 풍선 만들기

입안에 공기를 넣고 최대한 얼굴을 부풀리는 스트레칭이다. 최대한 얼굴 풍선을 크게 만들어 귀 쪽으로 '싸~' 하는 소리가 날 때까지 크게 키운다. 이 상태에서 15초간 정도 숨을 멈춘다. 더는 참을 수 없을 때 손으로 가볍게 터치하며 얼굴 풍선을 터뜨린다. 이 동작을 3~6회 반복하는데, 입안에 공기를 넣고 이리저리 굴리는 듯한 느낌으로 연습하면 더 재미있게 할 수 있다.

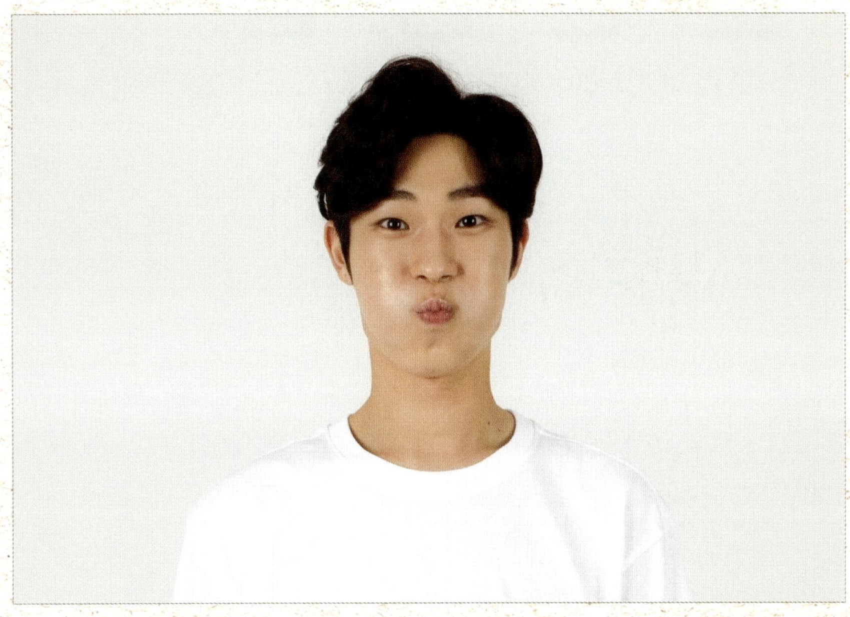

얼굴 풍선 만들기

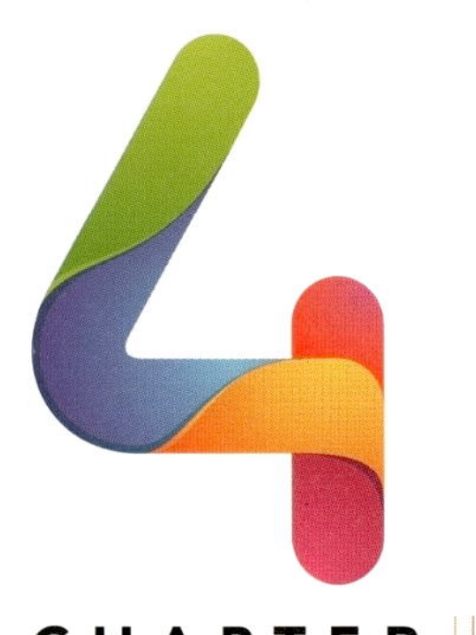



# CHAPTER 4

# 자존감을 살리는
# 웃음운동법

## 자존감 편

내가 나를 사랑하는 만큼 남도 나를 사랑한다.

- 공자

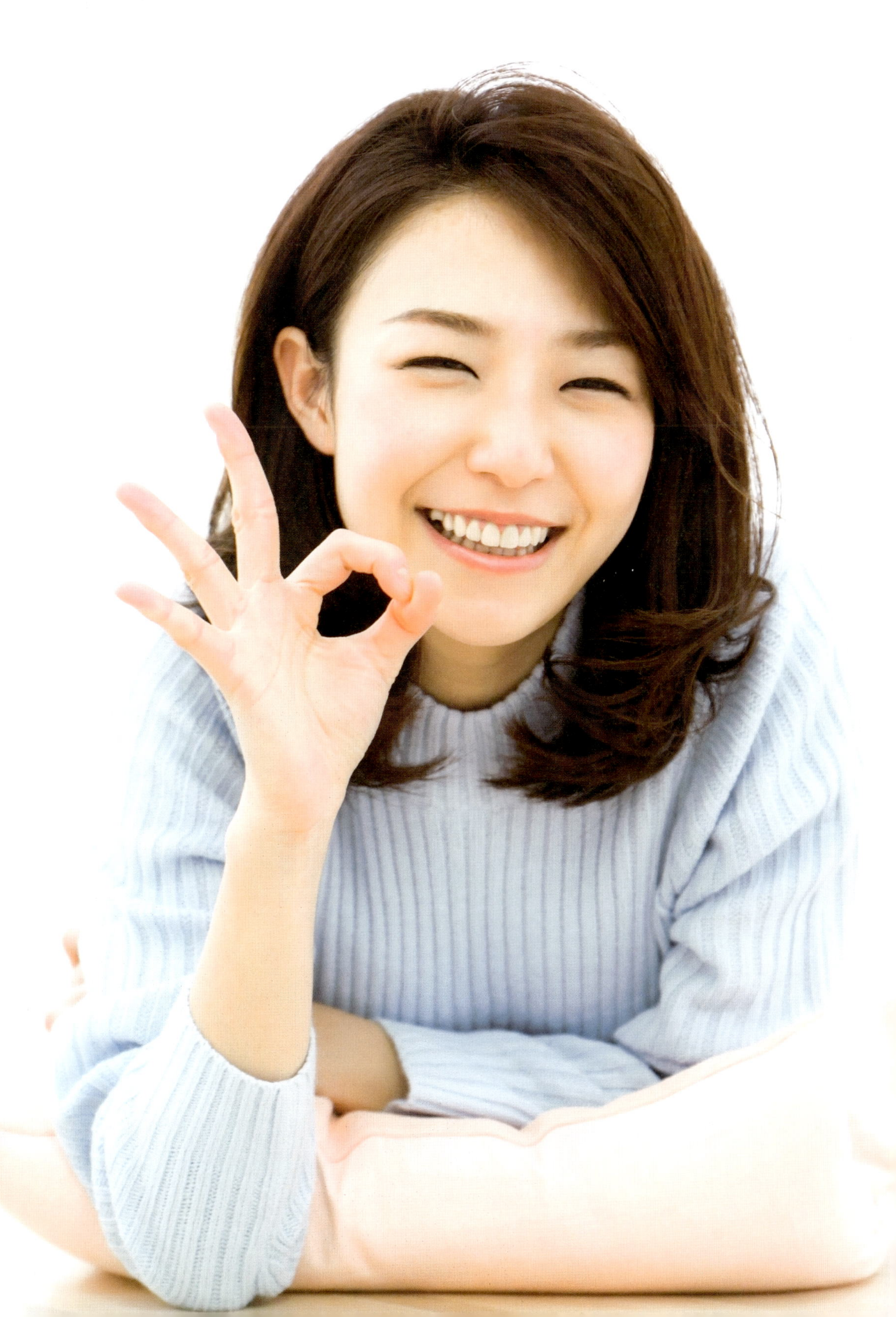

# 01



**마음의 평화**

# 감사와 행복은 한집에 산다

— 1분 면역 바캉스 웃음운동법

감사는 모든 미덕의 어머니다. – 키케로

가장 축복받는 사람이 되려면 가장 감사하는 사람이 되어라. – C. 쿨리지

작은 것에 감사하지 않는 자는 많은 것에도 감사하지 않는다. – 에스토니아

불행할 때 감사하면 불행이 끝나고 형통할 때 감사하면 형통이 연장된다. – 스펄전

원망하며 사는 것보다 하루를 감사히 받아들이는 것이 나에 대한 최선의 예다. – 베티스타

우리의 이웃들은 감사의 미소 위에 그들의 인생을 건축한다.  – J. 크로닌

환경과 상관없이 행복한 사람을 보면 그들만의 특징이 있다. 바로 사소한 것에도 감사하는 힘을 가지고 있다는 점이다. 감사는 '붓'으로 써서 나누면 '벗'이 찾아오고, '펜'으로 쓰면 '팬'이 생긴다는 말도 있듯이, 감사를 자주 하면 삶은 어느새 풍요롭게 된다. 그렇다면 어떤 사람이 감사할까?

이제까지 만난 사람들을 보면 자존감이 부족한 사람은 감사할 수 없다. 반면에 자존감이 높은 사람은 실패를 해도 툴툴 털어버린다. 자신을 탓하거나 실패의 원인을 남 탓으로 돌리며 괴로워하는 사람에 비해 실패를 가볍게 느낄 뿐 아니라 다시 제자리로 빨리 돌아온다.

일본 경영의 신 '마쓰시타 고노스케'는 나에게 감사의 멘토와 같다. 감사로 인생을 극복한 사람이라고 해도 과언이 아니기 때문이다. 성공할 수 없는 조건을 다 가지고 태어난 사람이 일본 경영의 신 '마쓰시타 고노스케' 다. 그는 가난과 약골, 초등학교 중퇴가 그가 가진 전부다. 악조건은 다 가지고 있으면서도 그는 모든 환경에 감사를 표시했다고 한다.

'11살에 부모님을 여의고 가난했기에 일찍 철들 수 있어서 감사'

'허약했기에 건강 관리에 힘쓸 수 있어 감사'

'배움이 없기 때문에 누구에게나 겸손할 수 있고 끊임없이 배울 수 있어 감사'

감사는 새로운 나를 개척해나갈 뿐 아니라 신체에도 영향을 미치는 것이다. 감사하면 불면증 예방에 좋고, 심장병 예방에 좋고, 혈압을 조율하기도 한다. 이처럼 감사는 몸과 마음을 편안하게 만들어주어 삶을 균형을 이뤄주는 것이다. 그렇다면 오늘부터 작.사.가.가 되어보자. 작은 일에 감사하고, 사소한 것에 감사하고, 가진 것에 감사해보자. '감사와 행복은 한집에 산다.'고 한 간디의 말이 실감 날 것이다.

 ## 1분 면역 바캉스 웃음운동법

마음의 평화로 '명상'은 참 좋다. 하지만 명상보다 더 좋은 것이 있다면 바로 감사하는 것이다. 온몸을 이완시키고 심장을 편안하게 만드는 방법이고 혈압, 신체 리듬 등을 편안하게 만들어주는 웃음법이다. 또 불면증이나 불안감이 올라올 때마다 시도하면 상황을 바꿀 수 있는 힘을 갖게 될 것이다.

1. 조용히 눈을 감고 누워 마음을 편안하게 한다.

2. 입꼬리를 올려 웃음을 지으며 기분 좋은 상태를 유지한다.

3. 조용히 '감사합니다.' 라는 말을 반복한다.

4. 오늘 하루 동안 일어난 일들에 하나씩 하나씩 감사한다.

5. 호흡을 길게 들이마셨다가 뱉는 일을 반복한다.

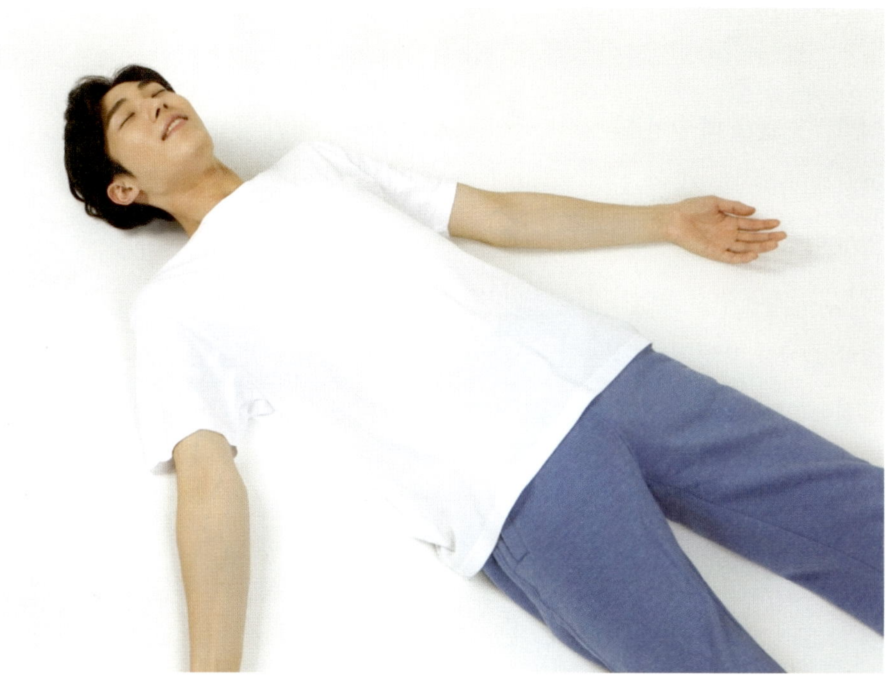

1분 면역 비캉스 웃음운동법

# 얼굴을 펴야 인생이 핀다

― 거울 웃음운동법

지하철을 탔을 때 앉아 있는 사람들의 표정을 보라. 말하지 않아도 그들의 얼굴에서 생각을 읽어낼 수 있다. 하지만 그중에서도 이렇게 말하는 사람들이 종종 있어 다행이다.

'살기 힘드니까 더 웃어야지요. 웃어버려야지요.'

결국 삶이란 지금 짓고 있는 얼굴 표정의 결과이자 내뱉고 있는 말의 결과다.

아침에 일어나서 어떤 표정을 짓는가? 아침에 일어나서 어떤 말을 가장 많이 하는가?

20대 청년의 아버지가 찾아왔다. 아들이 죽상만 하고 있으면서 죽고 싶다는 말만 한다는 것이었다. 일류대를 나왔고 스펙이 빵빵한데도 취업이 안 되자 좌절을 하고 만 것이다. 마지막으로 지원한 곳은 ○○대기업이었는데, 임원이 아버지와 친한 친구 사이다. 그런데도 면접에서 떨어지고 말았다.

"스펙도 좋고 똑똑하지만 자넨 얼굴이 너무나 어두워."

떨어진 이유였다.

어두운 표정은 어두운 생각을 나타내는 것이고 자신에 대한 점수와 같다. 얼굴이 펴져야 인생이 핀다. 얼굴은 그 사람의 생각을 볼 수 있는 곳이기 때문이다. 내가 1997년에 웃음치료를 시작한 것도 암 환우들의 얼굴을 펴주기 위해서였다. '내가 먼저 웃고 전염시키자.'는 각오로 열심히 웃었다. 실없는 사람처럼 거울을 보며 "하~", 바지를 보며 "하~", 하늘을 보며 길게 "하하하하~", 때로는 근무하는 병원 회의실에서 문을 닫고 손뼉을 치며 혼자 웃었다. "하하하하하~~~~" 혼자서 실실 웃다 보니 가장 많이 변한 것은 바로 나 자신이었다. 어느 순간 사람들에게 "뭐 좋은 일이 있으세요?"라는 말을 들을 정도로 내 얼굴이 바뀐 것이다.

얼굴은 자신이 줄 수 있는 내면의 점수와 같다. 얼굴이 펴지지 않은 상태에서 자신에게 점수를 줄 수 있다면 몇 점이나 줄 것 같은가? 얼굴이 펴지면 말이 펴지고, 말이 펴지면 인생이 펴지는 법이다. 얼굴은 '얼'을 볼 수 있는 통로이기 때문이다. 자, 그렇다면 80개의 얼굴근육을 활짝 펴보자. 무조건 따라 하면 된다. 평상시 웃음이 없는 사람이라면 운동한다는 기분으로 따라 해보자. 웃다 보면 반드시 웃을 일이 생긴다.

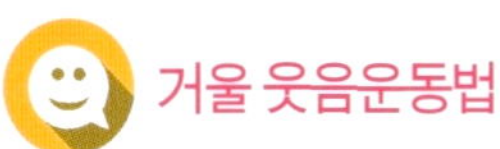

## 거울 웃음운동법

우스갯소리로 얼굴에는 3가지 근육이 있다고 한다. 밥 먹는 근육, 수다 떠는 근육, 돈 세는 근육. 그런데 나이가 들면 돈 셀 일도 없고, 수다 떨 사람도 없고, 밥 먹는 근육도 사라진다고 한다. 자신의 얼굴에 책임을 지려면 굳어 있는 근육을 지금부터 풀어보자.

1. 거울을 본다.

2. 입꼬리를 살짝 들어 웃어준다.

3. 거울에게 물어본다. "거울아, 거울아, 이 세상에서 누가 제일 예쁘니?"

4. "바로 나"라고 말하면서 자지러지게 웃어준다.

5. 부담스러우면 '송아지' 노래에 맞춰 손뼉 치며 '송아지 하~' '송아지 하~' 노래해도 좋다.

6. '송아지 하' 할 때 자신의 손을 입에 넣어서 찢는 연습을 해도 좋다.

7. 짝이 있다면 노래에 맞춰 상대방 입에 손을 넣는 시늉을 해도 좋다.

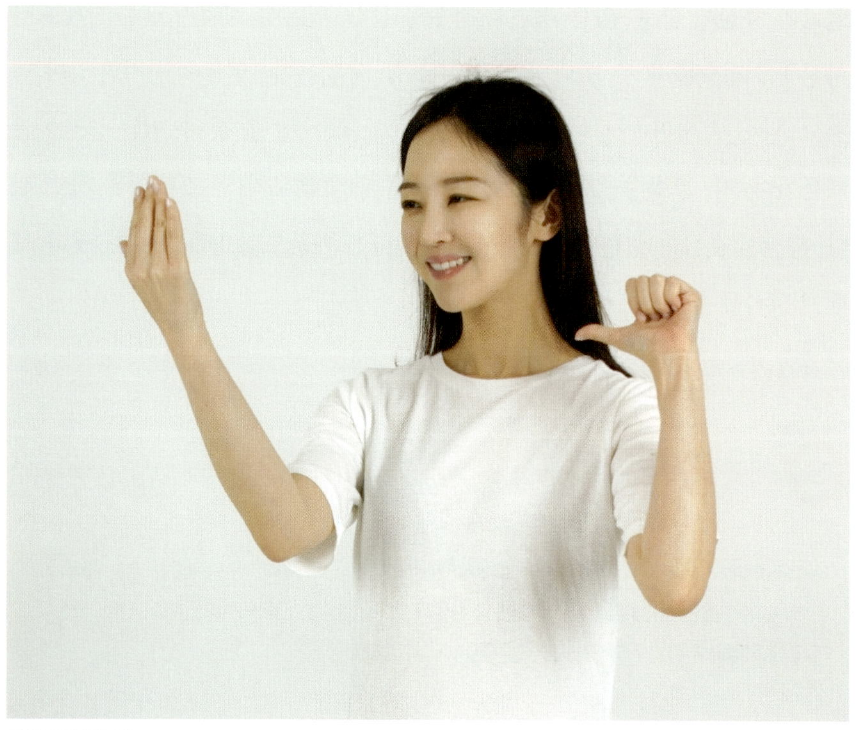

거울 웃음운동법

# 03

# 억울함을 풀어야 자존감이 높아진다

― 파워 스피치 웃음운동법

몇 차례 재강의가 들어오는 곳이 마약본부 청소년 금연예방 캠프다. 강의장에 가보면 억지로 끌려온 자녀들과 억지로 참석한 부모들이 먼 산을 바라보고 있다. 서로 사랑하지만 가까이하기엔 너무 먼 당신처럼 앉아 있는 것이다. 이런 상황 속에서 나는 청소년에게 직면해 있는 일곱 가지 문제를 꼭 다룬다. 그 문제는 다음과 같다. 인간관계의 문제, 상처받은 감정, 자기 이미지를 부정적으로 인지하는 자존감, 변화에 대한 두려움, 낮은 자신의 효능감(공부 포함), 선택과 집중, 낮은 의지력 등이다. 부모와 함께 즐기다 보면 급속도로 친해지고 마음에 공간이 생기며 자신감이 살아난다.

지난번에는 강의를 마치고 한 아버지가 이렇게 말했다.

"소장님, 감사합니다. 오늘 아들과 실컷 웃었어요. 그동안 말도 안 했는데. 직장에서도 웃을 일이 없고, 집에 가서는 더 웃을 일이 없었거든요. 속이 시원해요. 감사해요."

한 엄마는 이런 말을 했다.

"소장님, 저는 제가 담배를 사다가 아들에게 줘요. 아들이 아직 중학생이라서

담배를 살 수 없거든요. 오늘처럼 기분이 좋으면 아들도 언젠가는 담배를 끊겠
지요?"

강의를 마치고 나면 자녀들과 부모들이 하나가 되는 것을 볼 수 있다. 이유는
그동안 쌓인 감정을 풀었기 때문이다. 청소년의 가장 큰 문제는 화를 내는 것이
아니다. 감정을 숨기고 아무 말도 하지 않는 것이 더 큰 문제다. 관계는 풀어야
회복이 된다.


그렇다면 이 일곱 가지 문제를 어떻게 해결할 수 있는지 알아보자.

일곱 가지 문제를 해결하기 위해 첫 번째 강의에서는 feel good을 갖게 해줘야
한다. 건강한 이미지, 자존감, 변화의 능력, 효능감 등의 뿌리는 결국 '좋은 느낌
(feel good)'에서 시작한다. 기분이 좋아지면 낮은 의지력을 끌어 올릴 수 있는 힘
을 갖기 때문이다.


가끔 어른들은 이렇게 말한다.

"아이들이 스트레스 쌓일 일이 뭐가 있겠어? 해주는 밥 먹고 사는 애들이."

하지만 요즘 아이들은 나름대로 스트레스가 많고 억울함은 더 크다. 때로는 이
억울함을 풀지 못해 눈에 살기가 많은 친구들도 종종 본다. 공부를 안 하는 것
으로 복수하기도 하고, 말썽을 부리는 것으로 복수하는 친구들은 그나마 건강
한 친구들이다.

나만 나처럼 살기 위해 꼭 해결해야 할 것이 있다면 바로 '억울함'이다. 이 억
울함이 해결되지 않으면 언젠가는 터지고 만다. 사춘기 때 터지든가, 아니면 결
혼생활에서 터진다. 그리고 그 패턴은 다음 세대인 자녀에게 넘어간다. 원통함

을 무의식 패턴을 통해 물려주게 되는 것이다.

하지만 걱정할 필요 없다. 억울함은 풀라고 있는 것이고, 재해석하면 더 큰 이해력과 용서할 능력을 가질 수 있기 때문이다.

### 파워 스피치 웃음운동법

소리 지르는 것이 결코 나쁜 것은 아니다. 감정을 오래 쌓아두는 것이 나쁜 것이다. 감정을 묵히면 언젠가 곪아 터지게 된다. 그렇다면 스피치로 묵은 감정을 풀어보자. 스피치에는 대중 스피치와 개인 스피치가 있는데, 대중 스피치가 기본이다. 큰 소리를 낼 수 있다면 작은 소리는 식은 죽 먹기다. 그렇다면 대중 스피치로 감정도 해소하고 자신감 상승, 자존감 상승 효과도 누려보자.

**how to**

1. 과장해서 소리 지르는 게 포인트다.

2. 우선 메시지를 하나로 통일한다.

3. "나 ○○○은 움직이는 국보, 걸어 다니는 걸작, 나 ○○○은 정말 정말 훌륭하구나."

4. 제스처와 함께 소리 지르며 연습하고 나서 누군가를 시켜본다.

5. 이때 가장 액션이 크고 목소리가 크고 웃긴 사람에게 상을 준다.

6. 청중은 무조건 환호성으로 화답해줘서 자신감을 더해준다.

# 04

## 자기 수용

# 자기 사랑은 자기 수용에서 시작한다

— 난타 웃음운동법


만약 내가

한 사람의 가슴앓이를 멈추게 할 수 있다면,

나 헛되이 사는 것은 아니리


만약 내가

누군가의 아픔을 쓰다듬어줄 수 있다면,

혹은 고통 하나를 가라앉힐 수 있다면,

혹은 기진맥진 지친 한 마리 울새를

둥지로 되돌아가게 할 수 있다면,

나 헛되이 사는 것은 아니리

- 에밀 디킨스


개인 무의식 코칭을 받으러 온 사람에게 이 시를 읽고 나서 나는 질문을 하곤

한다.

"어떤 문구가 가장 마음에 와닿으세요?"

많은 사람이 다음 문구가 와닿는다고 한다.

"기진맥진 지친 한 마리 울새를 둥지로 되돌아가게 할 수 있다면…."
이때 내가 꼭 하는 말이 있다.
"기진맥진 지친 한 마리 울새를 둥지로 되돌아가게 하려면 내가 먼저 둥지로 되돌아가야 합니다."
누군가의 아픔을 쓰다듬어주려면 반드시 나의 문제를 쓰다듬어주어야만 한다. 그렇지 않고서 남만 돌보다 보면 어느 순간 탈진하고 만다. 행복도 마찬가지다. 내가 행복하지 않고서 주기만 하는 행복은 고갈되고 만다.
많은 사람이 웃음 강사가 되겠다며 찾아온다. 나는 강사의 기본으로 가장 중요한 것은 자신이 먼저 행복해야 한다고 말한다. 정작 자신이 행복하지 못하면 보여주기 위해 쇼를 해야 하고, 쇼를 마치고 나면 공허감이 찾아올 수 있기 때문이다. 강사는 남을 행복하게 만들기 전에 자신이 먼저 행복해야 한다.
'누군가를 행복하게 하지 말라. 나 자신부터 행복하려 해라.'
행복은 흘러가는 것이어야 한다.

1년 정도 강의를 하고 슬럼프에 빠진 웃음 강사가 찾아왔다.
"소장님, 사람들이 제 웃음 강의를 들었다고 행복할까요?"
그 친구에게 나는 이렇게 말해주었다.
"강의할 때 자네가 행복했어? 그럼 되는 거야."
"왜요?"
"자네가 행복했으면 반드시 그 행복은 흘러가니까."
"…."
"그러니까 남의 마음보다 내 마음을 살피는 것이 웃음 강사야."
무슨 일이든지 가장 강력한 교육은 나로부터 시작되는 것이다.

하와이의 한 병동에는 정신병자들로 꽉 차 있었다. 직원들은 언제 해를 당할지 몰라 벽을 타고 다닐 정도로 심각한 정신병동이었다. 이곳으로 부임한 휴렌 박사는 진료도 하지 않고 5년 만에 모든 환자를 치유했고 다 집으로 퇴원했다고 한다. 사랑은 모든 결박을 풀어낸다. 자기를 사랑하는 힘은 최고의 치유 에너지다.

## how to

1. 양손을 포개어 토닥토닥 두들겨라.

2. 내가 나에게 몇 점을 줄 수 있는지 생각해보라.

3. 점수에 상관없이 토닥토닥 두들기면서 이렇게 말해준다.

4. "나는 내가 좋다." "나는 내가 참 좋다." "나는 내가 아무 조건 없이 참 좋다."

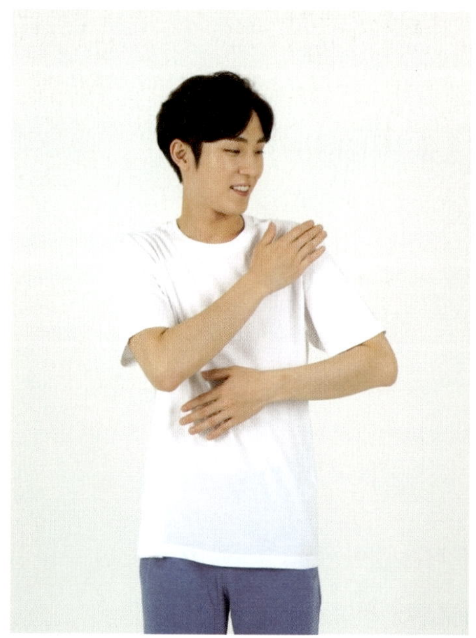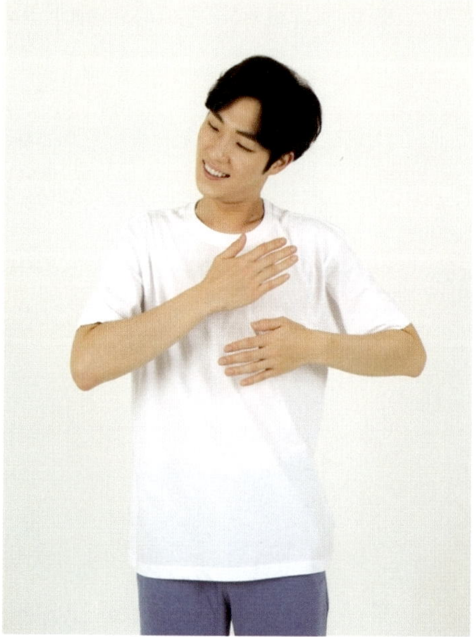

난타 웃음운동법

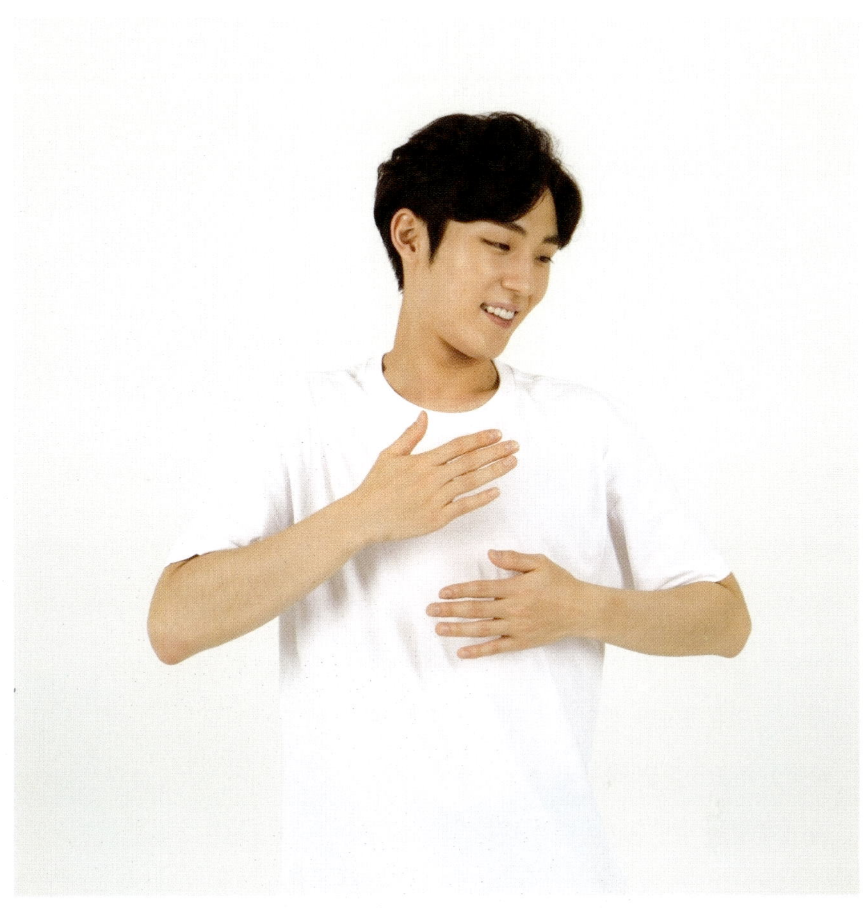

난타 웃음운동법

5 말이 끝나면 15초 이상 길게 나 자신에게 웃어준다.

6 이번에는 아주 작게 말해준다.

7 "나는 내가 좋다." "나는 내가 참 좋다." "나는 내가 아무 조건 없이 참 좋다."

8 나만 들을 수 있을 정도로 15초간 길게 웃어준다.

자기 사랑

# 행복한 패턴을 유지하라

— *고미사축 웃음운동법

『치유 핸드북』의 저자 찰스&프랜시스 헌터는 책에서 이렇게 말했다.

치료가 필요하다면 치료의 환상을 떠올려라.
재정이 필요하다면 재정의 환상을 떠올려라.
축복이 필요하다면 축복의 환상을 떠올려라.
자녀의 형통이 필요하다면 자녀의 미래 모습을 떠올려라.

그런데 많은 사람이 왜 이렇게 살지 못할까? 그것은 사람들의 이미지에 잘못된 어린 시절의 부정적인 환상을 가지고 있기 때문이다. 원하지 않는 사람으로 살아가고 있는 이유는 무의식적 과정에서 이루어지는 것이기 때문이다. 즉 사람들의 마음속에는 과거에 억압시킨 감정들이 그대로 남아 있다. 무의식은 의식보다 훨씬 큰 에너지 장을 가지고 있고, 인간의 감정·사고·행동을 지배한다. 내 삶뿐 아니라 심지어 습관과 패턴으로 연결되어 다음 세대에까지 그대로 물려준다.

삶의 방식은 패턴으로 자리 잡는다. 상대에게 질문을 하면 그 사람의 패턴을 찾을 수 있다.

'당신의 아내는 반드시 무얼 해야 된다고 생각합니까?'
'자식은 반드시 무얼 해야 된다고 생각합니까?
'부모는 반드시 자식을 위해 무얼 해야 합니까?'
'나는 반드시 무얼 해야 된다고 생각합니까?

'나는 반드시 성공해야 한다.'는 신념을 가진 40대 여성 CEO가 왔다. 어린 시절 아버지가 사업 부도를 겪은 이후 동네 아줌마가 무시하는 일을 겪으면서 신념을 갖게 되었다. 이 신념은 패턴으로 작용했다. 빈둥거리는 남편을 보면 견딜 수 없었고, 쉬고 있는 직원들을 보면 견딜 수 없었다. 성공에 방해가 된다고 생각하면 헤어지고 마는 것이다.

그렇다면 무의식 패턴에서 어떻게 빠져나올 수 있을까? 자기 수용이 이뤄져야 한다. 어린 시절 무시당했던 현장에서 자신의 상태를 그대로 받아주어야 한다. 물론 직면하기 힘들 것이다. 묻어두고 싶을 것이다. 하지만 이때 받은 상처와 감정을 그대로 받아주고 수용해주고 내가 누구인지 알게 되면 못 넘을 산은 없다. 하지만 그것을 묻어둔다면 이 패턴은 계속 현상이 될 수밖에 없고 대물림될 수밖에 없다.

자, 내가 가진 패턴을 깰 준비가 되었는가? 과거는 없앨 수 없지만, 현재와 미래에 영향을 주지 않도록 재해석할 수는 있다.

------

＊**고미사축** : '**고**맙습니다, **미**안합니다, **사**랑합니다, **축**복합니다.' 의 앞 글자를 딴 말.

# 고미사축 웃음운동법

더 큰 나, 더 높은 나로 다시 태어나고 싶다면 개방성이 확장되어야 한다. 개방성이란 나를 수용하고 남을 수용하는 능력이다. 자신을 수용하지 못하고 남을 수용하기만 한다면 언젠가는 무너지고 만다. 개방성이 생기고 나면 선택하고 행할 수 있는 자율성도 생긴다. 그뿐인가. 남을 사랑할 수 있는 긍휼성과 변화하고 개혁하려는 유연성도 생기는 법이다.

## how to

1. 따뜻한 손으로 머리에서 발끝까지 말을 걸어준다.

2. 힐링 음악이 있다면 더 좋고 눈을 감을 수 있다면 더 좋다.

3. "고맙습니다. 미안합니다. 사랑합니다. 축복합니다."를 반복하여 신체를 축복해준다.

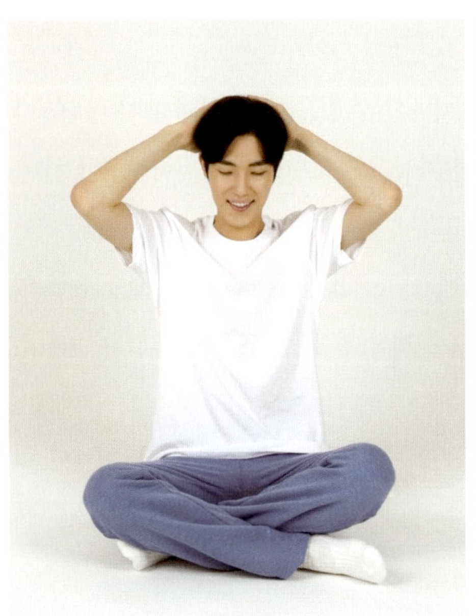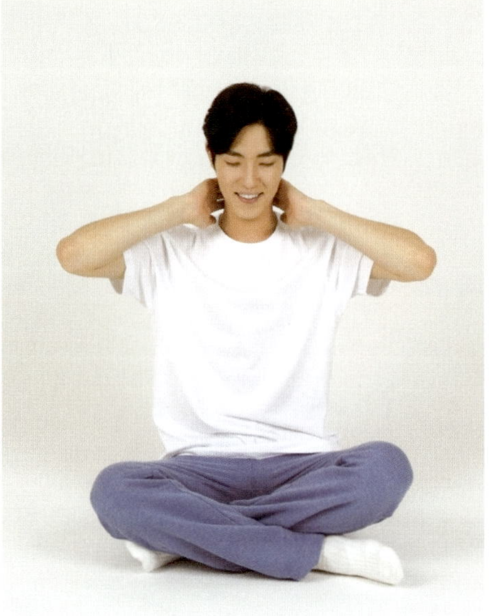

고미사축 웃음운동법

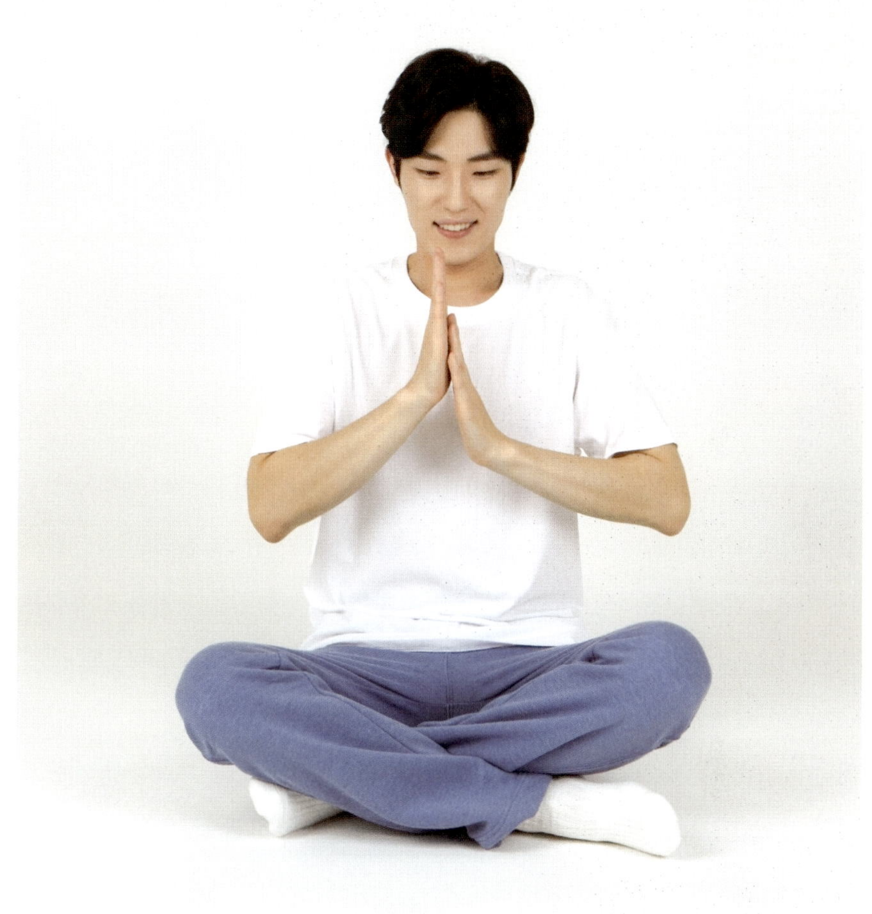

고미사축 웃음운동법

4 "위야, 고맙다. 쉬지 않고 소화시켜주니 고맙다. 과식해서 미안하다."

5 "눈아, 고맙다. 보고 판단해주니 고맙다. 쉬어주지 못해 미안하다."

6 "다리야, 고맙다. 걸을 수 있어서 고맙다. 축복한다."

7 이처럼 감사와 미안함을 표현하다 보면 감사를 통해 자존감이 높아진다.

# 06

# 전두엽을 행복하게 만들어라

– 된다 웃음운동법

어린 시절 공허감을 채우려고 열심히 일해서 20억 원을 번 사람이 있다. 이 정도 돈이면 자신의 울타리가 될 수 있을 것 같았다. 하지만 그 울타리는 산산조각이 나고 말았다. 공무원이던 남편이 주식 투자를 해서 연금까지 다 말아먹은 것이다. 울타리가 사라져버리자 아내는 우울증에 걸려 '행복여행' 2박 3일 세미나에 참석하게 되었다.

첫날에 그녀는 웃지 않았다. 아니, 웃을 형편도 아니고, 웃는 사람들이 가증스러워 보였다. 그러다가 둘째 날에 그녀는 드디어 팔짱을 풀었고, 놀기 시작했고, 웃기 시작했고, 자신의 울타리가 자존감이라는 사실을 알게 되었다. 눈에 보이는 것이, 환경과 역량이 곧 자신이 아니라고 깨닫게 된 것이다. 그 후로 그녀의 인생은 바뀌기 시작했다.

그러던 어느 날 아들이 엄마에게 학교 소식을 전했다.

"엄마, 학교에서 엄마 오시래요."

"왜?"

"수학 시험을 봤거든요."

아들은 10문제 시험을 치렀는데 6개는 생전 처음 본 문제였고 4개는 어디서 본 것 같은 문제였단다. 결국 혼자서 0점을 맞았고 담임선생님이 상담을 요청한 것이었다. 엄마는 학교를 찾아가서 말했단다.

"선생님, 제가 그동안 우울증이었고 완벽주의자여서 아들을 있는 그대로 봐줄 수가 없었습니다. 이제부터는 아들을 칭찬하려고 합니다."

그러자 선생님이 한마디 던졌단다.

"4학년이 칭찬받는다고 바뀌나요?"

그 후 엄마는 시험지를 두고 아들과 해병대 박수를 치며 웃음운동을 했단다.

"된다 된다 된다 된다 된다. 하 하하하하!"

박수를 치면서 웃던 아들이 하루는 그러더란다.

"엄마, 정말 될까?"

다음 날 아들이 "한번 해볼게, 엄마."

그다음 날 아들이 "엄마, 할 수 있을 것 같아."


'된다 웃음운동법'은 수업 전에 학교에서 사용한다면 아이들의 교실 분위기가 밝아지고 자존감이 상승할 것이다. 우리 뇌는 실상과 가상, 과거와 현재를 구분하지 못하기 때문에 상상만으로도 신체의 호르몬 반응까지 끌어낼 수 있다. 이때 믿음이 실상이 되는 것이다. 자, 행복한 삶을 원한다면 행복한 뇌를 만들어보자.

## 된다 웃음운동법

하워드 가드너의 이론에 의하면 6가지 지능이 있다. 대인관계와 자기이해지능을 관장하는 전두엽, 공간지능과 논리수학을 관장하는 사고영역 두엽, 신체운동을 관장하는 정엽, 음악과 언어지능을 관장하는 측두엽, 자연탐구지능을 관장하는 후두엽 시각지능이다. 이 지능 중에 성공하기 위해 필수적인 지능이 전두엽, 즉 정신영역이다. 이 영역을 활성화하여 사교성과 창의력, 관계지수를 올려보자.

### how to

1. 일단 행복했던 기억을 다 적는다.

2. 그 기억을 떠올리며 '된다 박수'를 친 후 15초간 길게 웃는다.

3. "된다 된다 된다 된다 된다. 잘된다." 외치며 이왕이면 해병대 박수를 쳐라.

4. 한 해 이루고 싶은 꿈을 서로 나눈다.

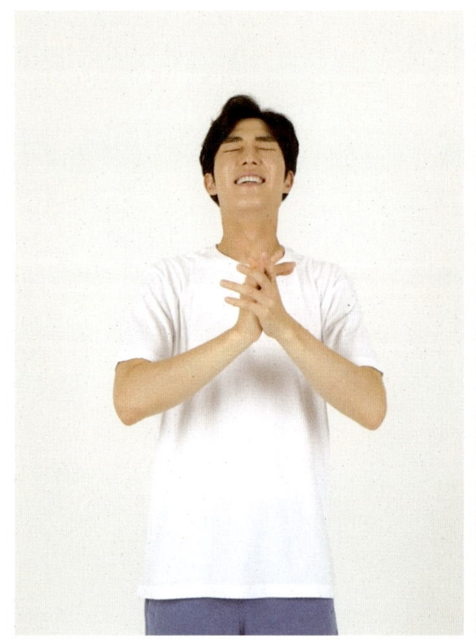
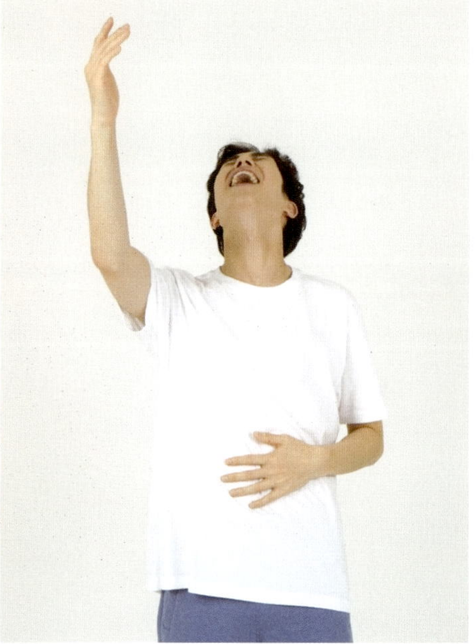

된다 웃음운동법

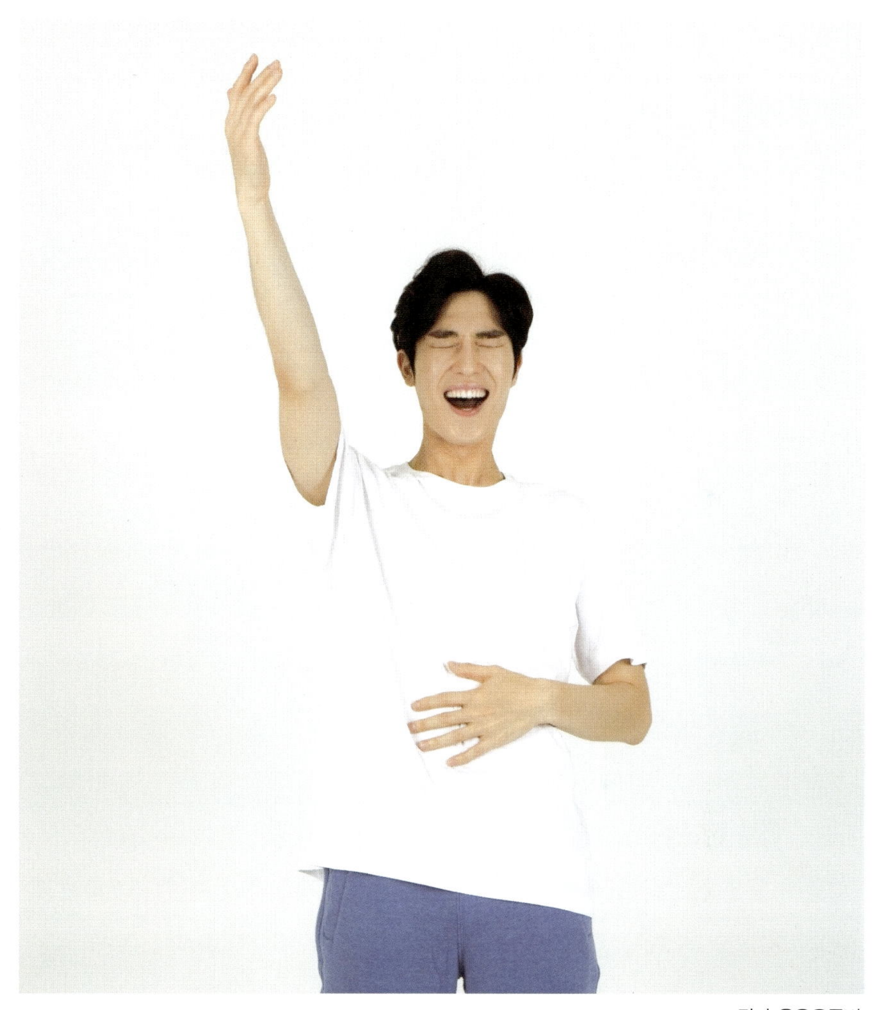

된다 웃음운동법

⑤ 그 꿈이 이뤄졌다고 상상하면서 그 느낌을 느껴본다.

⑥ 그 후 '된다 박수'를 치며 15초간 길게 웃는다.

⑦ 그 느낌을 유지하고 옆 사람과 느낌을 나눈다.

# 07

# 나 자신과 먼저 소통하라

— 터치 감사 웃음운동법

어느 인디언 부족에게는 말더듬이가 없다고 한다. 이유는 그런 말 자체가 없다는 것이다. 이것이 말의 능력이자 창조의 힘이다. 필리핀 태자이 부족도 마찬가지다. 그 부족에게는 '미움, 싸움, 전쟁'이라는 말이 없단다. 그래서 그 부족에게도 미움도 전쟁도 존재하지 않는다는 것이다.

우리는 하루 종일 어떤 말을 가장 많이 하는가?

'힘들어 죽겠다.' '더워 죽겠다.' '미쳐 버리겠다.' '정신없어 죽겠다.' '바빠 죽겠다.' '배고파 죽겠다.'는 아닌가? 『성경』에 '말의 복록을 누린다.'는 말이 있고 우리 속담에는 '말이 씨가 된다.'는 말도 있다. 결국 말이 씨가 되어 삶이 된다는 의미다. 말의 중요성을 말한다. 뒤집어 말하면 말이 바뀌면 인생도 바뀌는 것을 말하는 것이다.

가장 행복할 때 나는 어떤 말을 쓰는지 떠올려보자. '우아, 웬 떡이야?' '역시 나는 운이 좋단 말이야.' '아~ 행복하다.' '우아 맛있다.' '하는 일마다 잘된단 말이야.'

행복할 때 내는 소리는 또 다른 행복을 불러온다. 그렇다면 가장 행복한 말은 무엇일까? 그것이 바로 "하"라는 말이다. 두 음절은 "하하", 세 음절은 "하하하", 행복한 가장 긴 단어는 "하하하하하하하하하하…".

가족 힐링 캠프 '행복여행 2박 3일 과정'에서 긍정적인 언어 패턴만 사용하는 이유도 여기에 있다. 2박 3일 동안 '감사합니다.' '좋습니다.' '당연하지.' '된다. 잘된다.'는 말을 반복하고 또 반복한다. '나는 지금 행복을 선택한다.' '감사히 잘 먹겠습니다.'라는 말을 반복하고 반복한다. 그래서 놀라운 변화를 경험한다. 60일이 지난 후에는 새로운 말이 새로운 인생을 만들어내는 것이다.

최고의 말은 최고의 건강도 만들어간다. 일단 심장에 손은 대고 오장육부에게 축복하는 말들을 건네면 된다. 우리의 말은 힘을 가지고 있다. 사랑과 믿음을 가지고 축복하는 말을 건넨다면 오장육부는 건강해질 것이다.

"심장아, 고마워. 쉬지 않고 뛰어줘서 고마워."

"위야, 고마워. 언제든지 무엇이든지 소화시켜줘서 고마워."

"간아, 고마워. 언제든지 해독해주고 언제든지 내가 피곤하지 않도록 지켜줘서 고마워."

이때 올라오는 감정이 '미안함'이라면 미안하다는 말을 건네도 좋다.

"심장아, 미안해. 그동안 앞만 보고 달려와서 미안해."

"위야, 미안해. 그동안 음식을 가려주지 못하고 아무거나 먹어서 미안해. 앞으로 잘할게."

"간아, 미안해. 그동안 화만 내서 독소만 가득 채워서 미안해."

어떤 대화도 괜찮으니 오늘은 나 자신에게 대화를 시도해보자. 삶은 더 풍성해질 것이다.

## 😊 터치 감사 웃음운동법

에밀 쿠에 박사는 병원에서 포기한 환자들의 불치병을 많이 고쳤다고 한다. 그 방법 중 하나가 몸에게 따뜻한 말을 건네주는 것이다. 몸은 그대로 반응하기 때문이다. 웃음과 함께 믿음의 말은 650가지 근육을 한 번에 움직여줄 수 있는 웃음운동법이다. 마음도, 몸도 편안해질 것이다. 특히 오장육부 중에 피곤한 부분이 있으면 손을 비벼서 사용해도 효과 만점이다. 내가 해주는 몸 사랑의 언어는 엄청난 에너지가 될 것이다.

## how to

1. 양손을 따뜻해질 정도로 문질러준다.
2. 심장에 대고 고맙다고 말을 걸어준다. "심장아, 고마워."
3. 장기 하나하나에 손을 비비고 대어주며 말을 걸어준다.

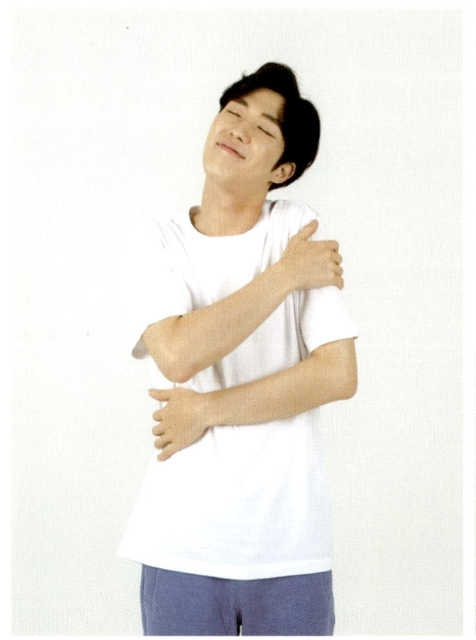
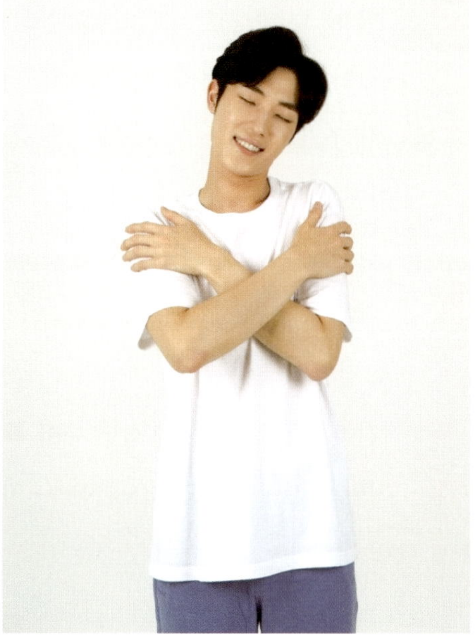

터치 감사 웃음운동법

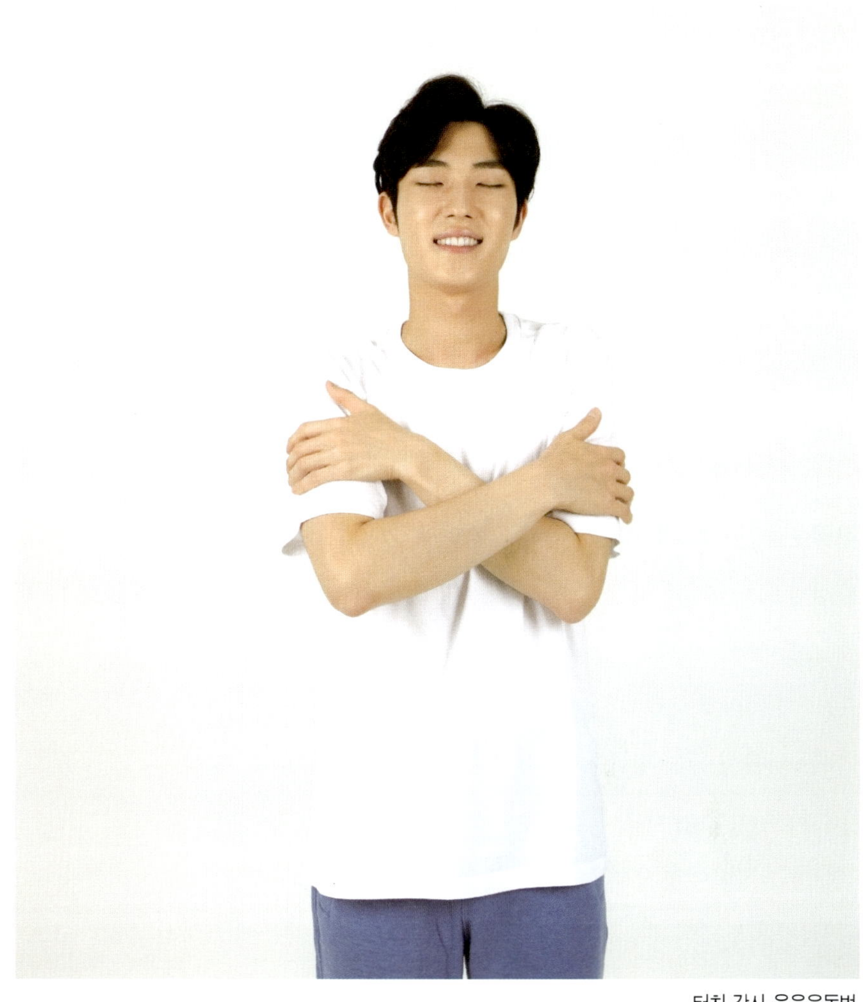

터치 감사 웃음운동법

4 다 하고 난 후에는 얼굴 부위를 해도 좋고 아픈 곳을 해도 좋다.

5 이때 미안한 마음이 들 수도 있다. 그래도 괜찮다.

6 다 마친 후 눈을 감고 호흡을 깊게 하고 옆 사람과 지금 느낌을 나눈다.

# 08

# 스마일 명상으로 풍요의식을 채워라

― 스마일 명상 웃음운동법

한국웃음연구소 2박 3일 행복여행 졸업생 중에 닉네임이 '오백원'인 분이 있다. 대장암으로 수술하고 인공 주머니를 차고 다니는 분인데, 그분은 오늘도 이렇게 감사한다.

'졸병이 아니고 대장(대장암을 뜻함)이니 감사.'

'나는 남들이 없는 황금통(변주머니)을 달고 다니니 감사.'

'직장(항문)이 없어 백수니 감사.'

'안 웃는 사람에게 오백 원 말할 수 있어 감사.'

감사는 삶의 의식이다. 오백 원 님은 감사하지 않기 때문에 행복하지 않다고 보는 것이다. 감사하지 않으면 오감중독에서 벗어날 수 없다. 웬 중독이냐고 물어볼지 모르지만 사람은 오감중독에서 벗어나지 못한다. 이유는 환경 속에서 의식이 틀에 굳어지고 틀에 갇혀 있기 때문이다. 대장암이라는 환경에 머물 수밖에 없다. 대부분 사람이 그 환경에 머물러 있다. 내가 원하지 않는 삶에서 깨어날 수 없는 것이다.

어떤 사람들은 영적인 존재로서 나를 깨우기 위해 명상을 하곤 한다. 거울 속에

비친 나의 참모습을 그윽하게 사랑스러운 눈빛으로 바라보게도 하고 하나의 글을 읽으면서 몸과 욕망들이 내가 아니라고 일깨워주기도 한다. 나는 조효남 교수의 탈동일시 주시 훈련을 사용하기도 한다. 이 훈련을 통해 감정과 욕망과 생각들이 내가 아님을 많이 각성하는 계기가 되었다.

**1. 나는 신체를 갖고 있다. 하지만 나의 신체가 내가 아니다.**

나는 나의 신체를 보고 느낄 수 있다. 하지만 보이고 느끼는 것은 진정한 내가 아니다. 내 신체는 피곤하거나 흥분되기도 하고 아프거나 건강하기도 하고 무겁거나 가볍기도 하지만 그런 것들은 내면의 나와는 아무런 상관이 없다. 나는 몸을 갖고 있지만 나의 몸이 내가 아니다.

**2. 나는 이런저런 욕망을 갖고 있다. 그러나 나의 욕망이 내가 아니다.**

나는 나의 욕망들을 알 수 있다. 그래서 알려질 수 있는 것은 진정한 내가 아니다. 욕망들은 나의 알아차림을 통해 떠다니며 오고 가지만 그런 것들은 내면의 나에게 영향을 미치지 않는다. 나는 욕망을 갖고 있지만, 나의 욕망이 내가 아니다.

**3. 나는 감정을 갖고 있다. 하지만 나의 감정이 내가 아니다.**

나는 나의 감정들을 느끼고 감지할 수 있다. 하지만 느껴지고 감지될 수 있는 것은 진정한 내가 아니다. 감정은 나를 통해 스쳐가지만 그런 것들은 내면의 나에게 영향을 미치지 않는다. 나는 감정을 갖고 있지만, 나의 감정이 결코 내가 아니다.

나는 명상을 하는 사람은 아니다. 하지만 마음이 혼란스러울 때 간단한 명상기도(묵상기도)를 하면서 내가 누구인지 아는 것은 언제나 나를 제자리로 돌아오게 한다.

 ## 스마일 명상 웃음운동법

스마일 명상법은 마음의 평화나 깊은 내면을 만날 때 사용하면 좋은 운동법이다. 웃고 나면 아무런 생각이 들지 않는다. 생각이 멈춰지는 것이다. '지금' '여기'를 살게 된다. 스마일 명상 후 위에 있는 탈동일시 훈련을 한 번 하게 되면 모든 상념, 감정, 느낌, 욕망에서 흔들리지 않는 힘을 키우게 될 것이다.

### how to

1. 명상 자세를 갖추고 앉는다.
2. 양손은 무릎 위에 편안하게 놓는다.
3. 몰입을 위해서라면 조용한 음악을 사용해도 좋다.
4. 배에 의식을 두고 호흡에 집중한다.
5. 몰입하기 위해 '하' 소리를 내뱉어도 좋다.
6. 15초간 길게 웃고 난 후에 잠시 눈을 감고 그 느낌을 유지한다.
7. 느낌을 유지하면서 감사로, 사랑으로, 빛으로 충만히 채워도 좋다.
8. 잠시 후 탈동일시 훈련을 한다.
9. 배에 의식을 두고 깊은 호흡으로 마무리한다.
10. 신앙이 있다면 창조주 하나님께 감사기도로 마무리하는 것도 좋다.

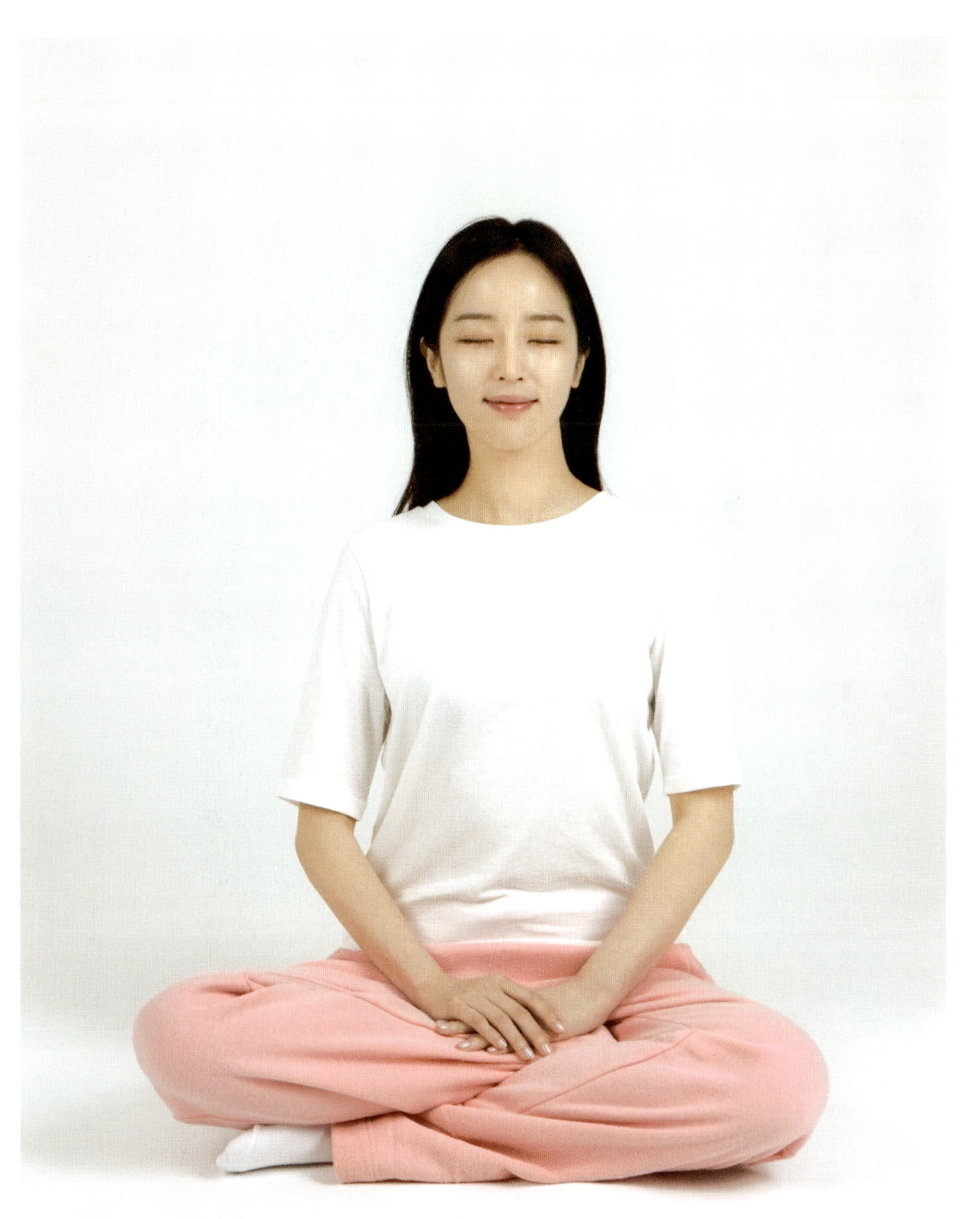

스마일 명상 웃음운동법

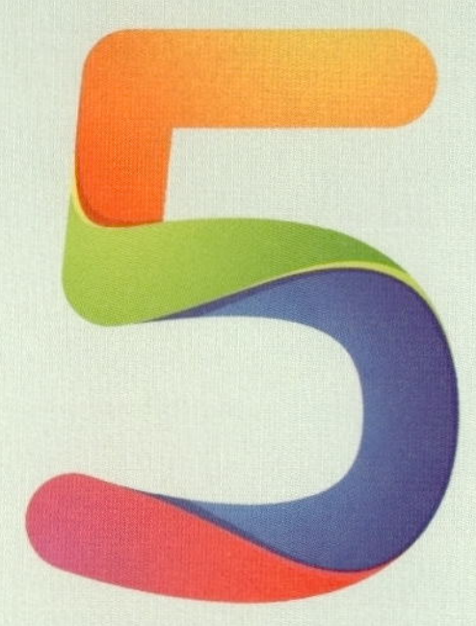



CHAPTER

# 관계 향상을 위한
# 웃음운동법

## 관계 편

"나는 이 세상에 존재하는 그 어떤 능력보다도
사람을 상대하는 능력에 더 많은 대가를 치를 것이다."

- 존 록펠러

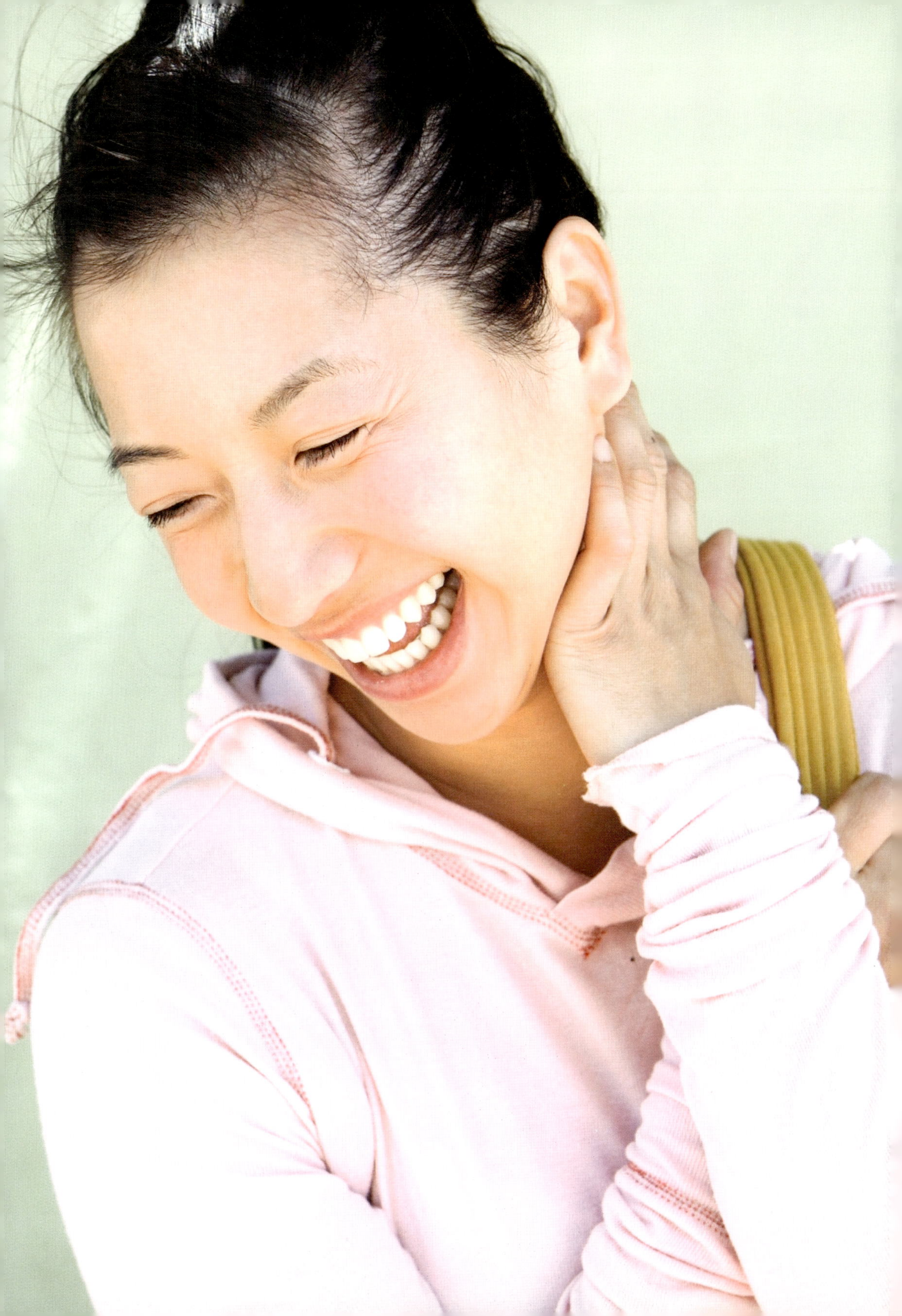

**긍정 에너지**

# 추억을 꺼내서 활용하라

— 비행기 웃음운동법

공자, 맹자, 순자, 노자, 장자보다 더 훌륭한 스승은 누구일까? '웃자' 라고 한다. 그런데 '웃자' 보다 더 좋은 스승이 있으니 바로 '함께하자' '함께 먹자' '함께 살자' 다. 진정한 행복은 더불어 사는 삶에서 느낄 수 있기 때문이다.

함께했던 추억이 있다면 지금 여기서 추억을 더듬어보자. 잠시 하던 일을 멈추고 생각만 해도 행복해질 것이다. 십중팔구 어린 시절 친구들과 같이 놀던 때가 떠오를 것이다. 뒷동산에서 놀던 때, 얼음판에서 놀던 때, 해가 지도록 놀던 때가 생각난다. 신나게 놀고 있는데 부모님이 저녁 먹으라고 부르는 소리에 같이 놀던 누구 하나가 불려 가면 놀던 흐름이 끊겨서 얼마나 허탈하던지, 말로는 표현할 수가 없다. 함께하는 즐거움은 행복 그 자체였다. 웃을 때도 마찬가지다. 혼자 웃는 것보다 함께 웃으면 33배나 효과를 누릴 수 있다. 안 웃기다가도 옆 사람이 웃는 것을 보면 덩달아 웃게 되고, 옆 사람이 어색하게 웃는 것을 보면 그것이 어색해서 더 웃게 된다. 웃음은 늘 전염되기 때문이다. 이렇게 한바탕 웃고 나면 그냥 행복해진다. 이것이 쾌족이다.

원래 행복이라는 말은 서양에서 들어왔다. 동양에서는 행복이란 말 대신에 '쾌족'이라는 말을 사용했다. '쾌족'이란 대학장구의 성의 편에 나오는 말인데, 지금의 마음 상태가 상쾌하고 만족스럽다는 뜻이다. 이처럼 행복의 행(幸)은 운이 좋다는 뜻이고 인생의 복을 말하는 반면, '쾌족'은 비록 운이 없어도 마음을 상쾌하게 만들고 만족스럽다는 뜻으로 쓰였다. 대학장구 성의 편에서는 쾌족하는 몇 가지 방법을 제시한다. 여기서 두 가지만 예를 들어보자.

첫째, 내 뜻을 성실하게 갖는 것.

둘째, 나 자신을 속이지 않는 것.

이 두 가지를 하게 되면 쾌족을 느낄 수 있다고 기록했다. 그렇다면 쾌족과 행복을 동시에 누릴 수 있는 방법도 있을까? 나는 웃음을 도구로 사용하라고 말하고 싶다. 웃음은 운을 좋게 하는 탁월한 방법일 뿐 아니라 자족할 수 있는 방법이다. 한 번만 웃어도 마음에 공간이 만들어진다.


정말 그런지 궁금하다면 어린 시절 추억을 다시 떠올려보자.

어린 시절 비행기 놀이를 해본 적이 있는가? 마당에서 양쪽 팔을 올리고 이 나라 저 나라 다녀본 적이 있을 것이다. '위잉~' 소리를 내며 놀던 기억이 난다. 몸은 마당 주변을 돌았지만 마음은 내가 가고 싶은 나라를 다 돌았기 때문에 세상을 다 가진 기분이었다. 이때 운이 좋아지는 것이고, 있는 그대로 만족이 오는 것이다.

## 😊 비행기 웃음운동법

어린 시절 종이비행기를 손에 잡고 날려본 적이 있는가? 올라갔다가 내려왔다가 앞으로 갔다가 뒤로 갔다가 자유롭게 날아다닌다. 비행기 웃음운동법도 마찬가지다. 동심을 끌어내어 행복하게 만드는 방법으로 탁월하다. 빨리 단순해지고 빨리 친해지는 웃음운동법이다.

### how to

1. 우선 어린 시절 비행기를 날렸을 때 기분이 어땠는지 물어본다.

2. 한 손으로 비행기 놀이를 한다.

3. 비행기를 타고 어느 나라에 가고 싶은지 물어본다.

4. 나라를 정했으면 양팔을 벌리고 '위잉' 돌아다니는 연습을 한다.

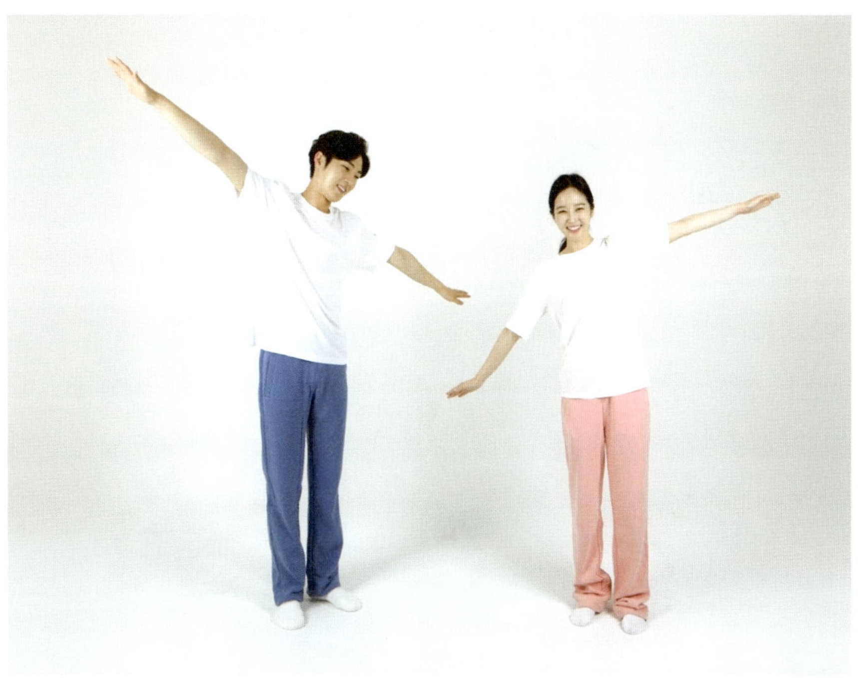

비행기 웃음운동법

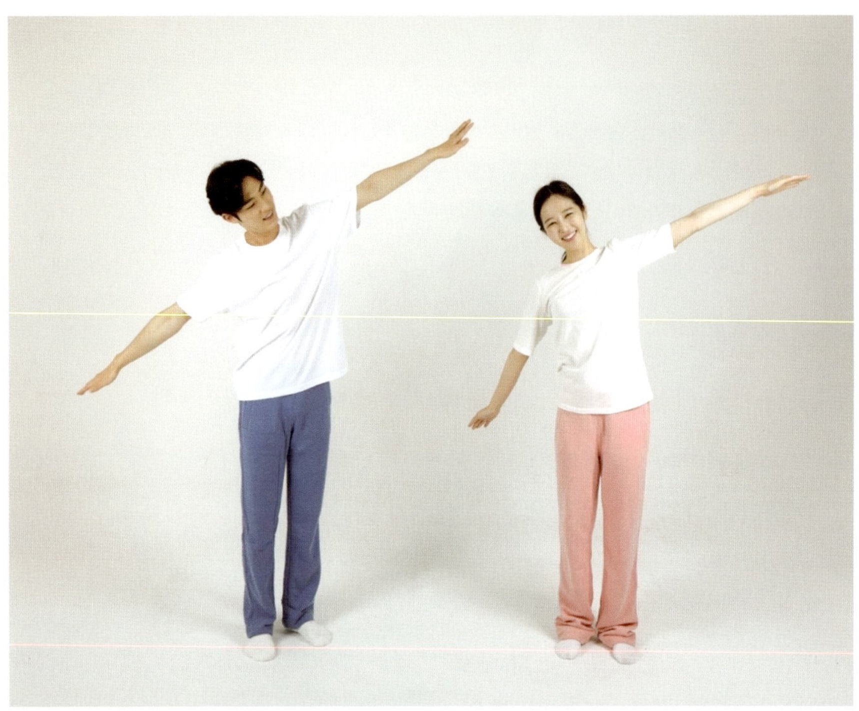

비행기 웃음운동법

5 올라갔다 내려갔다 앉았다 일어났다 하는 연습을 한다.

6 위로 올라갈 때는 크게 힘차게 웃는 연습을 한다.

7 비행기가 내려갈 때는 작게 웃는 연습을 한다.

8 날아다니다가 눈이 마주치는 사람이 있으면 양손으로 하이파이브를 한다.

9 '비행기' 노래에 맞춰 한바탕 웃음운동법을 한다.

10 기분이 어떤지 나눈다.

## 펀 리더십

# '1분 웃음 트레이닝'으로 리드하라

– 1분 웃음 트레이닝 웃음운동법

"소장님, 저에게 10분이라는 시간이 주어졌는데 무엇을 할까요?"

강의 요청이 오면 많은 사람이 나에게 조언을 구한다. 이때 두말 않고 권하는 것이 바로 '1분 웃음 트레이닝'이다. 이것만 외워서 활용할 수 있다면 분위기를 웃음바다로 만들 뿐 아니라 상대를 내 편으로 만들 수 있기 때문이다.

1분 웃음 트레이닝을 잘 활용하면 어떤 관계를 유지할 수 있을까?

고객과의 관계를 웃음으로 끌어낸 회사가 판교에 있는 (주)서린바이오사이언스다. 이 회사는 외국 바이어를 만났을 때도 '1분 웃음 트레이닝'을 한다. 상대의 마음을 기분 좋게 만들고 협상에 들어가는 것이다. 상대의 기분을 좋게 만들 수 있다면 관계는 열린 것이다. 관계와 매출 성장은 비례한다.

그래서 21세기에는 누구나 펀 리더가 되어야 한다. 흘러넘치는 정보사회에서 다양하고 독특한 방법으로 PR하지 않고서는 상대를 내 편으로 만들 수 없다. 이런 시대에 당신은 펀 리더가 되기 위해 어떤 무기를 가지고 있는가? 이제 지력의 리더가 아니라 분위기를 압도할 수 있는 엔터테인먼트의 펀 리더가 되라. 상대의 마음속에 즐거움과 창조성을 불어넣을 수 있는 펀 리더가 되면 상대의 마음을 리드할 수 있다.

당신이 편 리더라면 때로는 위기도 면할 수 있다. 40대 후반인 한 중년 남성은 '1분 웃음 트레이닝'으로 위기를 면했다. 대기업에 다니는 과장이었는데 '알코올 의존자'였다. 중독에서 벗어나려면 중독보다 좋아하는 대체제가 있어야 한다. 웃음으로 겨우 중독에서 벗어났는데  또 다른 위기가 다가왔다. 15년이 넘도록 전산실에서 근무했는데 영업직으로 발령이 난 것이다.
3개월 후 임원들 앞에서 마지막 기회가 주어졌다. 임원들 앞에서 할 수 있는 그의 무기는 '1분 웃음 트레이닝'이었다. 그 후 그는 다른 부서로 옮기게 되었고 진급까지 하는 기회를 잡게 되었다. 상대를 리드할 수 있는 무기를 사용하라. 한 길이 막히면 또 다른 길이 열릴 것이다.

 ## 1분 웃음 트레이닝 (부신피질 자극) 웃음운동법

신장 위 엄지손가락 한 마디 크기로 있는 것이 부신피질이다. 부신피질에서는 우리 몸의 많은 호르몬을 분비한다. 그래서 부신피로증후군에 걸리면 우리 몸의 면역, 항상성, 체온유지, 에너지 등이 깨지는 것이다. 그렇다면 관계성 유지를 위해 앞사람의 부신피질을 크게 길게 배와 온몸으로 자극해 호르몬을 활성화시켜보자.

### how to

1. 안마하듯 한 방향을 설정한다.
2. 앞사람의 허리 부분(열중쉬어 할 때 손등 위치)에 양손을 댄다.

3 안마하듯이 살살 두드려준다.

4 약하게 강약을 조절해서 길게 두드려준다.

5 "하 하하 하하하" 웃으면서 살살살 15초 이상 두드려준다.

6 기분이 어떤지 물어본다.

# 03

**행복 언어**

# 거울 세포를 활용하라

— 당연하지 웃음운동법

'어떤 사람들이 성공할까?'를 하버드 대학에서 조사했다. 그 결과 학벌 좋은 사람도 아니었고, 배경, 즉 줄이 좋은 사람도 아니었고, 많이 배운 사람도 아니었다. 성공한 사람은 다름 아닌 위기가 왔을 때 극복할 수 있는 힘이 있는 사람이었단다. 누구나 살다 보면 수렁이라는 것을 만나게 된다. 수렁에서 나올 수 있는 길은 웃음지수, 유쾌지수, 긍정지수가 결정한다. 이런 지수가 높은 사람이 결국 성공하는 것이다. 행복과 성공은 비례하기 때문이다. 그렇다면 행복의 조건들은 무엇일까?

위대한 철학자 플라톤은 행복 조건 다섯 가지를 말한다.

첫째, 먹고 입고 살기에 조금은 부족한 듯한 재산

둘째, 모든 사람이 칭찬하기에 약간은 부족한 듯한 외모

셋째, 자신이 생각하는 것에 비해 반밖에 인정받지 못하는 명예

넷째, 남과 겨루어 한 사람은 이기고 두 사람은 질 정도의 체력

다섯째, 연설을 했을 때 듣는 사람의 반 정도만 박수를 보낼 만한 말솜씨

이것이 플라톤이 말하는 행복의 기준이다. 플라톤의 기준이 삶의 기준이라면 모든 사람은 행복할 것이다. 행복의 기준이 바뀌면 행복감을 느끼며 살 수 있다. 그렇다면 성공의 기준도 바꿔보면 어떨까?

미국 〈월스트리트저널〉이 '당신은 무엇이 성공이라고 생각하십니까?'를 주제로 여론조사를 실시했다. 다음과 같은 결과가 나왔다. ① 좋은 부모가 되는 것 95% ② 행복한 결혼생활 90% ③ 좋은 친구를 갖는 것 83% ④ 자기 분야에서 정상이 되는 것 80% ⑤ 권력 또는 영향력을 소유하는 것 16% ⑥ 부자가 되는 것 12% ⑦ 명예를 얻는 것 8%

두 번째로 질문했다. '그렇다면 당신은 지금 무슨 일에 가장 많은 시간을 보내고 있습니까?' 다음과 같은 결과가 나왔다. ① 돈 버는 일 95% ② 명예를 얻기 위해 90% ③ 권력과 영향력 있는 사람이 되는 일 83% ④ 행복한 결혼생활 20% ⑤ 좋은 친구 관계를 유지하는 일 10% ⑥ 좋은 부모가 되기 위한 일 7%

어찌 보면 우리는 행복하길 간절히 원하면서 행복과 상관없는 시간에 더 많이 투자하고 있는 것이 아닐까? 자, 그렇다면 지금부터 시작이다. 행복 언어로 하나씩 하나씩 시작하면 된다.
내가 사용하는 언어 중에 가장 신나고 가장 심플한 행복 언어가 있다. '당연하지'라는 행복 언어가 훈련되면 유쾌한 삶뿐 아니라 관계도 더 좋아질 것이다. 무조건 "당연하지!"라고 크게 외치면 된다.
"여러분, 웃으면 복이 옵니다."
"당연하지!"

"반드시 틀림없이 점점 더 좋은 일이 생깁니다."

"당연하지!"

"나는 점점 더 관계가 좋아지고 있습니다."

"당연하지!"

"나는 온 천하를 주고도 바꿀 수 없는 귀한 존재입니다."

"당연하지!"

이 말에 거부감이 들 정도로 자존감이 낮은 사람일지라도 그냥 따라 하면 된다. 말은 훈련이기 때문이다. 놀이 삼아 '당연하지'를 외쳐보라. 포기하지 않고 외친다면 '당연하기는?' 했던 의심이 '정말 당연한가?'로 바뀔 것이고, 결과는 '당연하지!'가 될 것이다.

## 😊 당연하지 웃음운동법

어떤 말을 쓰느냐는 그 사람의 인생을 결정하는 것과 같다. 이때 '당연하지 웃음운동법'은 우리 뇌의 습관을 바꿀 것이다. 특히 큰 소리는 메타인지를 작동시켜 뇌에 기억될 것이고 삶을 바꿀 것이다.

### how to

1. 1번, 2번을 정한다.
2. 2번이 1번에게 칭찬을 말해준다.
3. 1번은 무조건 히딩크 세리머니를 하며 "당연하지!"라고 크게 외친다.
4. 똑같은 말을 3번 해주고 나서 바꾼다.
5. 어떤 느낌이 올라와도 무조건 "당연하지!"를 외친다.

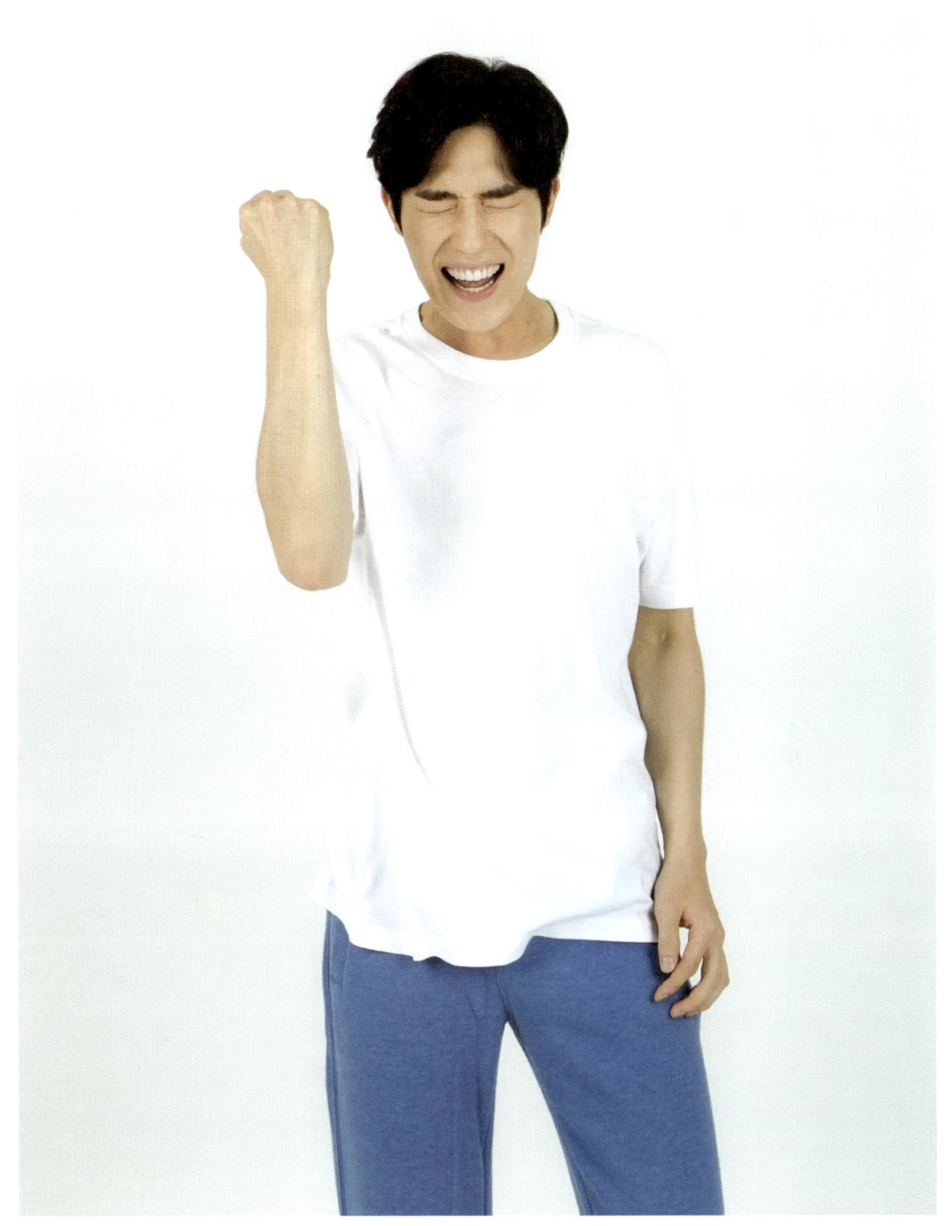

6 지금 기분이 어떤지 나눈다.

7 일상에서는 거울을 보며 자신이 자신에게 칭찬해주고 "당연하지!"를 외친다.

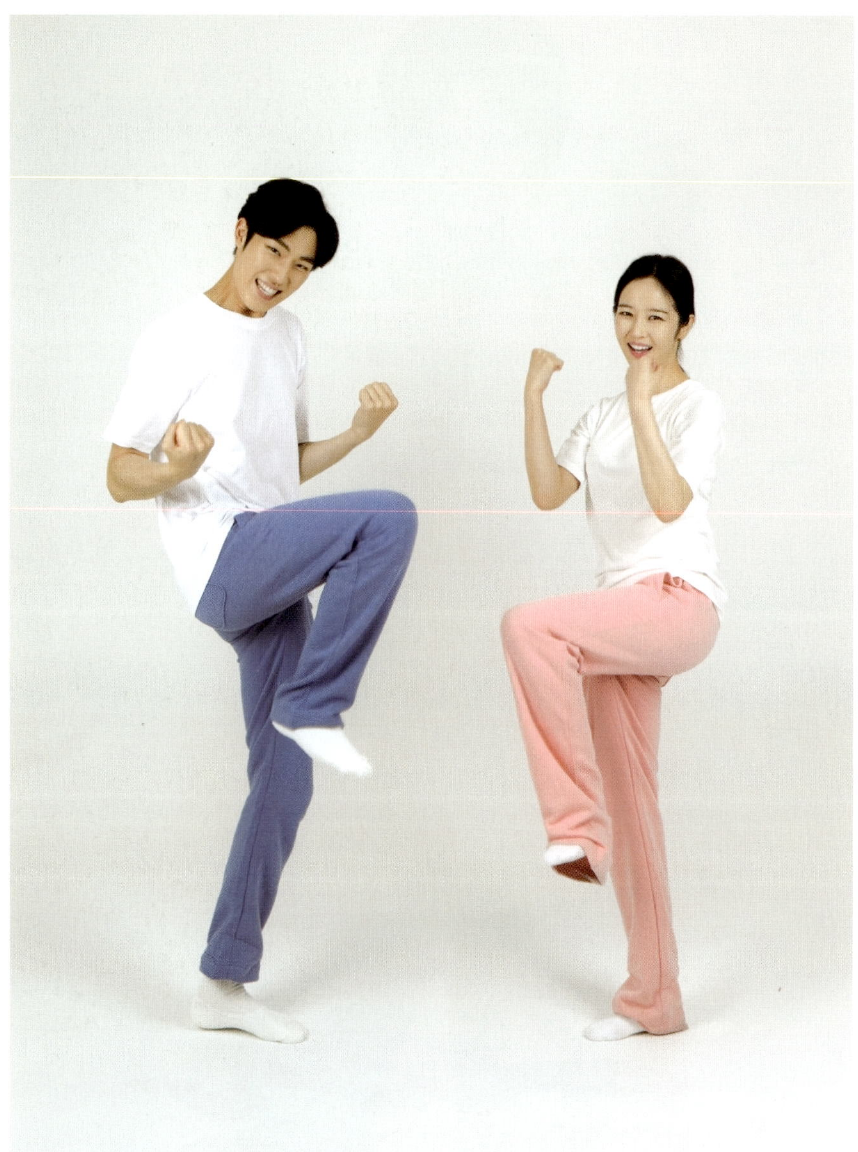

당연하지 웃음운동법

# 04



# 웃음 친구를 만들어라

— 휴대전화 웃음운동법

하루 3분만 웃으면 인생이 달라진다. 일소일소 일노일노(一笑一少 一怒一老)라는 말이 있다. 한 번 웃으면 몸과 마음이 젊어지고, 한 번 화를 내면 몸과 마음이 한 번 늙는다는 뜻이다.

돈으로 환산한다면 웃음의 가치가 얼마나 될까? 혹자에 의하면 한 번 웃는 것만으로 비용을 지불하고 호르몬을 산다면 200만 원어치가 분비된다고 한다. 그렇다면 365일 웃고 산다면 연간 7억 3,000만 원이라는 계산이 나온다. 우리가 칠십 평생을 산다면? 상상할 수 없는 금액이다.

생각만 해도 기분이 좋아진다. 더 이상 병원 갈 일도 없어지고 더 이상 외로울 틈도 없다. 눈에 보이는 것도 이토록 놀라우니, 보이지 않는 웃음의 효과는 돈으로 환산할 수 없을 정도다. 이렇게 좋은 것을 아침마다 누릴 수는 없을까?

나는 그 비밀을 알기 때문에 몇 년째 아침마다 친구들 몇 명과 '웃음 친구'를 한다. 웃음 친구란 아침에 전화해서 30초간 신나게 웃고 그 느낌으로 전화를 끊는 것이다. 아침에는 기분이 가라앉아 감정이 상하기 쉽다. 그래서 아침부터 최고의 기분을 선택하는 것은 중요한 일이다.

밝은 기운으로 하루를 시작할 수 있다면 하루를 감사할 수 있다. 비록 좋은 일이 아닐지라도 웃어넘길 수 있는 힘이 생기는 것이다. 좋은 기분이 좋은 소식을 만들어낸다.

한국웃음연구소 가족 힐링 캠프 '행복여행'을 마치면 웃음 친구가 만들어진다. 그중 어떤 팀은 6년 동안 웃음 친구를 지속하고, 어떤 팀은 4년째 웃고 있는 팀도 있다. 그 결과 좋은 일이 끊임없이 일어나고 있다.

명예퇴직을 해야 하는 나이인데도 불구하고 승승장구하여 승진 발령이 난 사람, 계속 웃다 보니 관계가 좋아져서 시의원에 출마하고 당선된 사람, 보건소에서 구청 팀장으로 승진한 사람, 5년 만에 아이가 생긴 사람 등등.

월요일부터 금요일까지 하루도 거르지 않고 4년 내내 웃다 보니 복이 온 것이다. '웃으면 복이 온다.' 젊어지는 복, 하는 일마다 잘되는 복, 건강해지는 복, 행복해지는 복, 관계가 술술 잘 풀리는 복, 그뿐인가? 운까지 좋아진다.

 ## 휴대전화 웃음운동법

휴대전화 웃음운동법은 어디서나 장소나 시간에 구애하지 않고 웃음을 선택할 수 있는 멋진 방법이다. 혼자서도 가능하고 웃음 친구와 둘이서도 가능하다. 아침에 하는 것이 가장 좋다. 아침에 웃는 웃음은 보약 10첩과 같기 때문이다.

### how to

1. 상대가 전화를 받으면 "웃음 친구입니다."라고 말한다.
2. 20초간 그냥 신나게 서로 웃는다.

③ 서로 실컷 웃었다 싶으면 "오늘도 복 많이 받으세요."라고 인사하고 끝낸다.

④ "오늘도 최고로 좋은 날 보내세요."라고 말해도 좋다.

⑤ 웃음 친구가 없다면 혼자서 해도 좋다.

⑥ 누군가에게 전화가 걸려온 척 연기하듯 휴대전화를 들고 웃는다.

⑦ 실컷 웃고 나서 "그래 끊어."라고 말하고 호흡을 길게 가다듬는다.

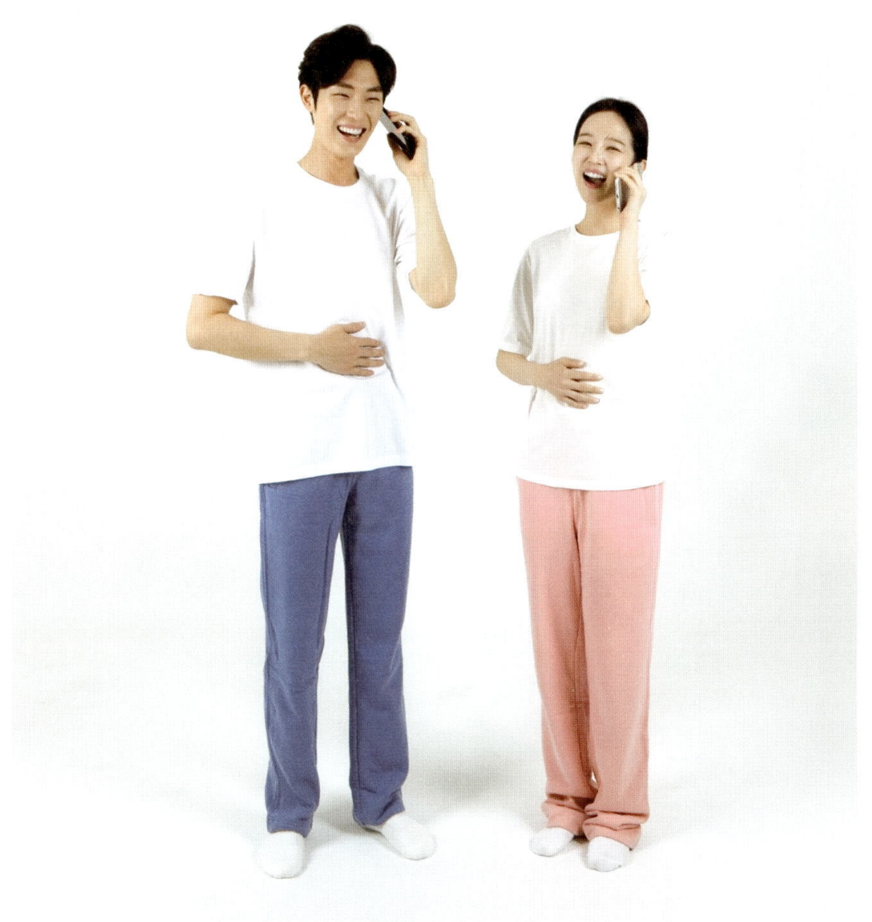

휴대전화 웃음운동법

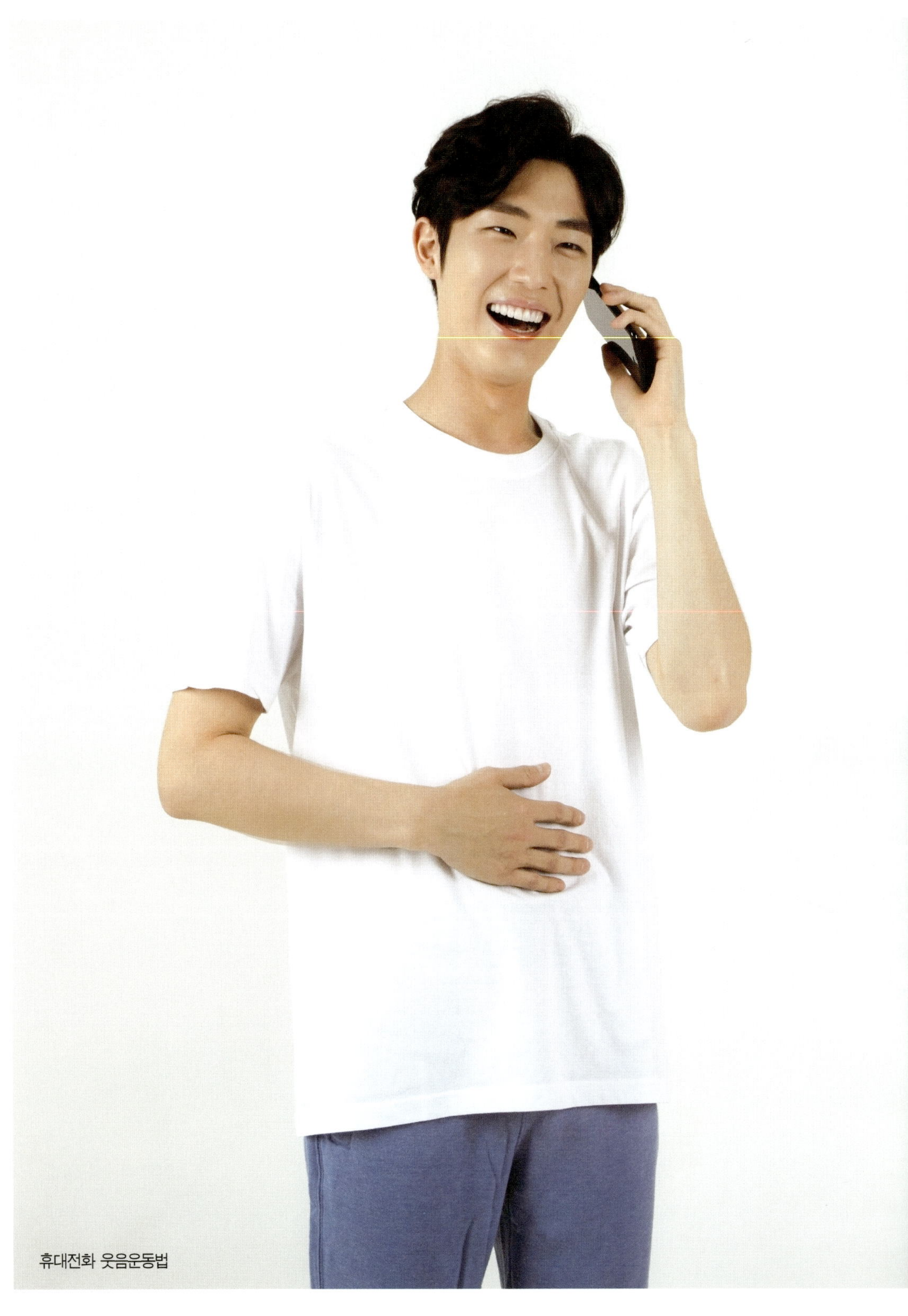

휴대전화 웃음운동법

# 05

# 상대를 웃게 만들어라

## − 밝은 미소 웃음운동법

중국 송나라의 마의(麻依)라는 유명한 관상가는 관상학의 바이블이라 할 수 있는 〈마의상법〉을 저술하여 후대에 남겨준 사람이다. 그는 "세상에서 가장 나쁜 상은 수심이 그득한 상이다."라고 말했다. 우리말로 표현하면 우거지상, 울상, 진상, 쪽바가지상, 밉상들이라 할 수 있다. 이런 사람의 관상은 배가 뒤집혔다고 보았다. 그러니 어떤 복을 부어도 새어버린다고 본 것이다.

반면 세상에서 가장 좋은 상은 웃는 상, 즉 복상, 복바가지상이다. 이 상은 배가 떠 있기 때문에 어떤 복도 담아낸다고 보았다. 중국 사람들은 유난히 복을 좋아하니 그들에게 관상은 아주 중요한 의미다. 심지어 많은 집에서 福(복)을 빨간 글씨로 크게 써서 복 떨어지라고 뒤집어놓기도 한다.

다렌 쪽에 가면 많은 식당에서 재신인 관우상을 식당 출입구에 세워놓는다. 관우상은 고객을 보며 활짝 웃고 있다. 식사 후 나가면서 팁(tip)을 줘야 하는 관우상이다. 웃고 있는 관우상을 보면서 팁은 후덕해진다. 활짝 웃고 있는 얼굴을 보면 너그러워지고 관대해지는 것이 심리적인 변화다. 그뿐인가? 웃어주기만 해도 상대의 인정 욕구가 채워지는 효과를 누린다.

돈을 더 주고서라고 웃고 있는 돼지머리를 사는 이유와 같다. 돈을 더 주고 사더라도 훨씬 더 유익이다. 잘 웃고 있으면 고객의 지갑은 쉽게 열린다. 만 원 꽂을 것 2만 원 꽂고, 2만 원 꽂을 것 3만 원 꽂을 수 있는 넉넉함이 생기는 것이다.

미국 법정에서도 웃음 효과가 나타났다. 똑같은 죄를 짓고 들어왔는데 미소 띤 얼굴은 5년형, 찡그린 얼굴은 7년형이 선고되었다고 한다. 웃고 있는 얼굴은 착해 보이고 가족 같아 동정심이 생겨서 도와주고 싶어지는 법이다.
편의점에 칼을 들고 들어간 강도의 심리도 마찬가지다. 강도에게 반갑게 인사를 하면 주춤거리게 되고, 쳐다보지도 않으면 '저것도 나를 무시해?' 싶어서 반발심이 생기게 된다. LA폭동이 일어났을 때 한인이 가장 큰 피해를 입은 것도 심리적인 결과인 것이다. 자, 그렇다면 상대를 웃게만 해도 어떤 좋은 일이 생길까? 내가 먼저 웃어보면 알 것이다.

## 밝은 미소 웃음운동법

표정이 너무나 어둡다는 피드백을 듣고 부산에서 서울까지 6시간 동안 나무젓가락을 입에 물고 올라온 사장님, 거래처에 도착하자마자 창구 아가씨에게 피드백을 들었다. "사장님, 그동안 좋은 일이 있으셨어요?" 6시간 동안 침 흘리고 턱관절 아프게 고생한 고통의 결과였다.

### how to

1. 나무젓가락을 준비한다. 아니면 손가락을 사용해도 좋다.
2. 입 깊숙이 물고 노래를 부른다.

3 송아지 노래의 멜로디에 맞춰 '하하하'로 노래를 부른다.

4 표정을 바꾸고 싶다면 거울 앞에 좋은 글을 써놓고 입꼬리를 올린 상태에서
읽어라.

5 몇 분이 지나면 침이 흘러나오는데, 개의치 말고 꾸준히 읽다 보면 표정이
바뀐다.

# 06

**호기심 형성**

# 관심사를 자극하라

— 진동 웃음운동법

감기 바이러스보다 빠르게 감염되는 것이 있다면 웃음이다. 웃음은 소리를 통해 파장을 만들어내기 때문에 신체적 떨림으로 우리 몸속에서 직접적인 공명을 일으켜 오장육부에 운동적 영향을 줄 뿐 아니라 옆 사람에게도 전이된다.

그런데 그 에너지는 끼리끼리 논다는 것을 아는가? 에너지는 같은 것끼리 잡아당기는 원리를 가졌기 때문이다. 세상의 모든 사물은 성질이 같은 것끼리 반응하고 다른 것은 밀쳐낸다. 이것이 바로 공명이론이자 같은 주파수끼리 서로 반응한다는 것이다.

이러한 원리는 인간관계에도 적용된다. 긍정적인 생각을 하는 사람에겐 긍정적인 사람들이 모여든다. 성공한 사람에게는 성공의 말이 있고, 성공한 사람들이 주위에 있다. 이 원리를 굳게 믿고 실천하면 인생의 놀라운 변화를 경험하게 될 것이다.

일본 사례를 보자. 일본 모 백화점에서 한 여직원이 파트타임으로 입사했다. 상품에 대한 지식도 없고 친절 교육을 받은 것도 아닌데 월등한 매출을 기록했다.

지켜보던 팀장은 이유를 알아냈다. 늘 웃고 있는 것이 매출의 비밀이었다. 시간이 지나자 신입 여직원 덕분에 그 층의 매출이 다른 층에 비해 매우 좋았다고 한다. 부정도 전염되지만 긍정도 전염된다. 혼자 웃는 것보다 함께 웃으면 33배나 효과를 누릴 수 있다.

몇 년 전인가 성수동 테크노빌딩이 흔들려서 삼풍백화점을 연상케 한 적이 있다. 어처구니없게도 피트니스에서 발 맞춰 추었던 에어로빅이 건물까지 흔들리게 만든 것이다. 이처럼 한 소리의 에너지는 강력한 힘을 발휘한다. 그래서 함께 웃는 웃음은 33배나 강력한 효과를 발휘하는 것이다. 에너지가 33배 좋아지면 건강이 33배 좋아지고, 행복이 33배 증폭된다.

우리 몸도 마찬가지다. 33배나 효과를 볼 수 있는 것이다. 그중에 탁월한 웃음법이 진동 웃음운동법이다. 온몸에 파동 효과를 줄 수 있고 몸의 균형을 바로잡을 수 있어서 이 운동으로 10년은 더 젊어질 수 있다.

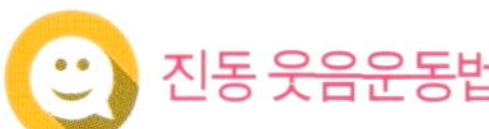

## 진동 웃음운동법

100m 달리기로 8kcal가 소모된다면 함께 1분 웃는 것은 11kcal가 소모되고, 3분 노 젓기와 같을 정도로 운동 효과를 발휘한다. 이처럼 웃음은 전신 진동 치료다. 진동 웃음치료는 몸의 밸런스를 잡아주고 생체리듬뿐 아니라 비만까지 탁월하게 잡아준다. 모 수련원에서는 걷지도 못했던 사람이 진동 요법을 통해 걸어 다녔다는 기적이 있을 정도로 온몸의 뼈의 균형을 잡아준다고 한다. 일단 그 효과는 지속적으로 따라 해보면 알게 될 것이다.

1. 서서 하면 더 좋고 앉아서 해도 좋다.

2. 손을 앞으로 내밀어 손을 턴다.

3. 다리를 턴다.

4. 머리를 턴다.

5. 온몸을 털면서 15초간 웃어주면 전신뿐 아니라 오장육부까지 진동 효과가 있다.

6. 한 번 할 때 3회씩 아침, 점심, 저녁에 하거나 피곤할 때 해주면 좋다.

7. 아픈 곳의 통증을 체크해본다.

8. 효과를 본 사람의 사례발표를 들으면 효과는 더 커진다.

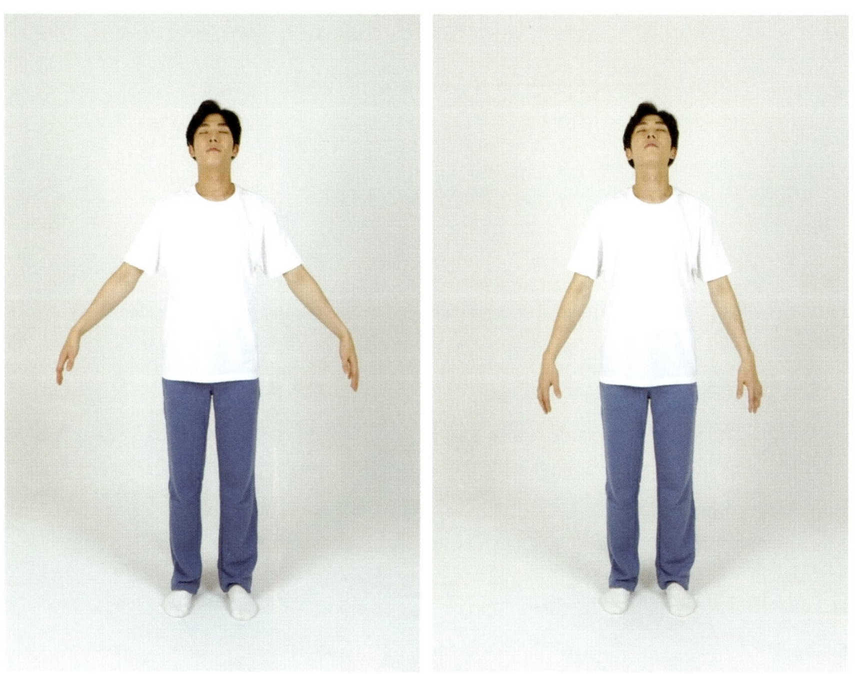

진동 웃음운동법

# 07

# 손을 먼저 내밀어라

— 백만 볼트 웃음운동법

『성공하는 사람들의 8번째 습관』의 저자 스티븐 코비는 암과 같은 다섯 가지 감정이 있다고 했다. 비판, 불평, 비교, 쟁취하기 위한 경쟁, 논쟁을 일삼는 태도. 이 감정들은 내면의 소리를 듣지 못하게 하고 성장을 가로막는다. 그래서 우리는 매일같이 암과 같은 다섯 가지 감정을 사로잡아야 한다는 것이다.

어떻게 감정이 내가 아니라는 것을 알 수 있고 그 감정에서 벗어날 수 있을까? 20년 가까이 건강이 필요한 사람에게, 행복이 필요한 사람에게, 성장이 필요한 사람에게 웃음을 도구로 사용하다 보니 나는 '웃음 마니아'가 된 것 같다. 웃음이 좋은 이유는 한 번 웃고 나면 상대와 급속도로 친해지기 때문이다. 한 번 만났을 뿐인데 십년지기 같은 공감을 끌어내는 것이다. 웃음을 나눈 사이는 한마디로 무장해제 된다. 무장해제 되지 않은 사이라면 거리감은 늘 존재한다.

지금은 그것이 편하고 보편화되어 있는 시대인 것 같다. 몇 년 전 일본 후쿠오카에 여행을 갔을 때 놀란 적이 있다. 초밥집에 갔는데, 옆자리와 사이에 칸막이가 쳐져 있었다. 지금은 우리나라에서도 이 광경을 볼 수 있다. 1인 가구를 형성하는 가족이 많아지고 개인주의가 보편화된 사회에서는 이런 모습이 당연하다. 이런 시대에 살고 있는 우리로서는 상대를 무장해제 시킬 수 있는 것은 또 하나의 능력이 필요한 것이다.

선거 때가 되면 후보자들이 왜 악수를 그렇게 청하는지 아는가? 악수를 하는 것이 한 표로 연결되기 때문이다. 악수 효과에는 다음과 같은 심리적인 효과들이 있다.

A라는 사람에게 눈을 가리고 B에게 악수를 청했다. 그랬더니 A라는 사람은 이런 반응을 보였다. 'B는 따뜻하고 신뢰할 수 있는 것 같다.' A뿐만 아니라 48%가 다시 만나고 싶다고 B를 평했다. 두 번째 실험으로는 말도 하지 않고 악수도 청하지 않았다. 그랬더니 A라는 사람을 B를 '차갑고 건방지고 예의가 없다.'고 평가했다.

결과적으로 악수는 무장해제뿐 아니라 상대에게 따뜻함과 신뢰감을 준다고 볼 수 있는 것이다. 스킨십과 함께 한 번 더 웃을 수 있는 사이라면 형과 동생 사이가 되든지 친구 사이가 되는 것이다. 그래서 나는 악수와 웃음은 둘 사이를 가장 가깝게 하는 도구로 본다.

친밀감을 느낄 수 있는 행동으로 하는 악수는 서로 연결된 것 같은 기분을 줄 것이다. 1인당 7초를 넘지 않는 악수를 할 때 간단한 미소를 띨 수 있다면 당신의 관계력은 세일즈맨의 수준이 될 것이다.

## 백만 볼트 웃음운동법

악수는 '내 마음을 당신에게 엽니다. 그러니 당신도 나에게 마음을 열어주세요.' 라는 메시지를 담고 있다. 이 웃음법은 한 사람 한 사람 돌아다니면서 악수할 때 100만 볼트의 스파크가 튄다고 생각하면 된다. 빨리 친해질 수 있게 하고, 스트레스를 털어버릴 수 있는 웃음법으로 탁월하다. 쑥스럽기도 하기 때문에 눈을 보면서 1인당 7초가 적합하다. 친해질 수 있는 또 다른 도전이 된다.

### how to

1. 상대와 "아싸" 하며 하이파이브를 한 후 악수하듯 손을 내민다.

2. 악수하면서 순간 감전됐다고 생각하고 "으악" 소리를 지르며 7초를 참는다.

3. 손을 떼며 자지러지면서 15초간 웃어댄다.

4. 그 후 파트너를 바꿔서 "아싸" 하며 하이파이브로 인사를 한 후 악수를 한다.

5. 세 사람과 이런 방법으로 웃고 난 후에 "된다 된다 된다된다된다" 박수를 치며 마무리한다.

6. 옆 사람과 서로의 기분을 나눈다.

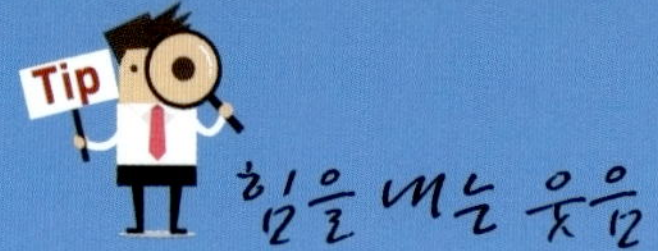


# 관계를 향상시키는 다양한 웃음운동법

## 힘들 때 더 웃는 : 훌라후프 웃음법

훌라후프는 잘 돌아갈 때는 천천히 돌려도 된다. 하지만 떨어지려고 하는 순간
에는 있는 힘을 다해 돌려야만 떨어지는 것을 살릴 수 있다. 인생도 마찬가지
다. 잘 돌아갈 때는 애쓸 필요가 없지만 힘들어지면 더 많이 웃어야 하고 더 많
이 즐겨야 한다. 이때 쓰기 좋은 웃음법이 '훌라후프 웃음법'이다.

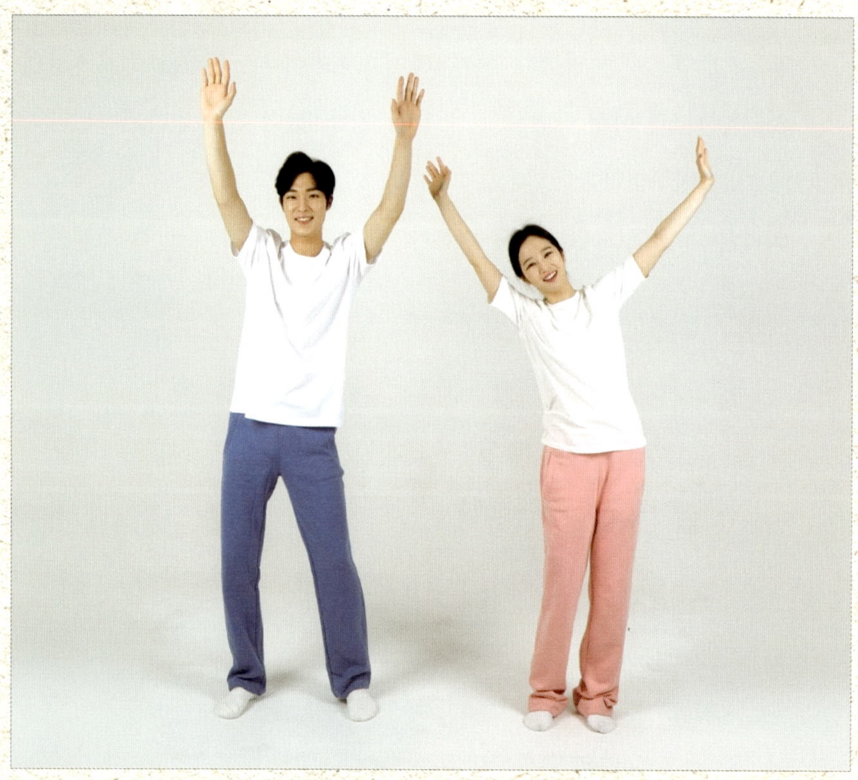

훌라후프 웃음법

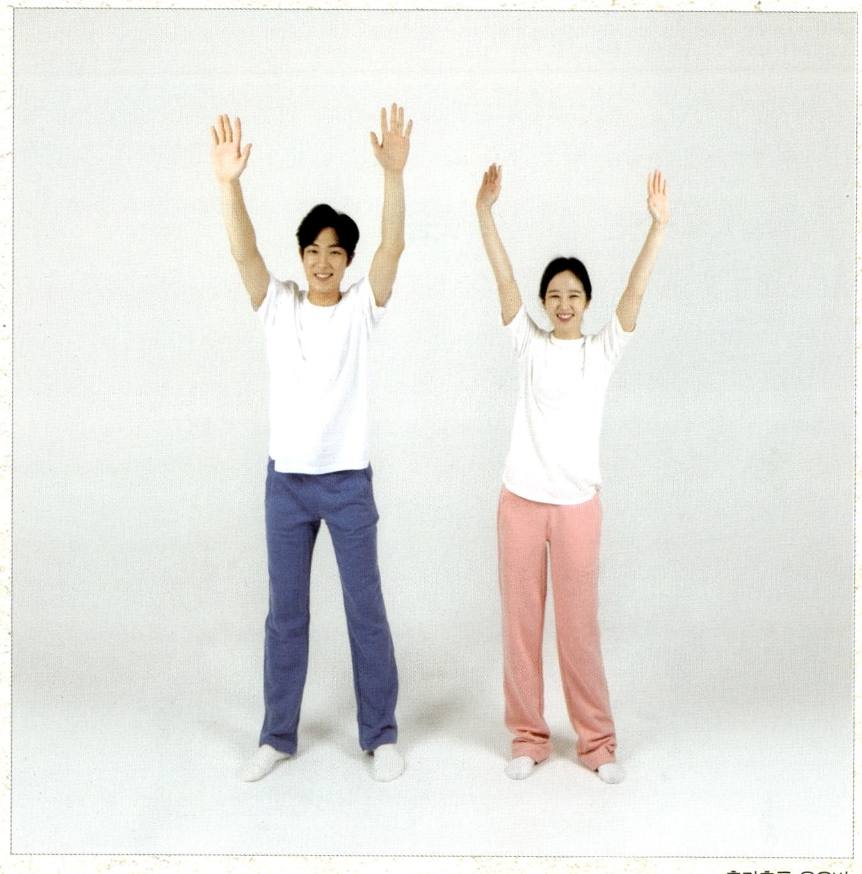

홀라후프 웃음법

① 양손을 위로 올리고 배를 돌린다.

② 세 바퀴 돌릴 때까지 웃음을 멈추지 않는다.

③ 사회자가 '떨어진다 떨어진다' 메시지를 던지면 더 큰 동작과 더 큰 웃음소리로 15초간 길게 웃
는다.

④ 훌라후프가 있다면 팀 대항으로 해도 좋다.

⑤ '머리로는 안 된다. 가슴이 시키는 대로 살자.' 라는 멘트를 날린다.

⑥ 가슴으로 사는 방법이 '웃음'이라는 사실을 다시 한번 인지시킨다.

### 😊 오장육부를 위한 : 주먹 박수 웃음법

주먹 박수는 온몸의 피로를 풀어주고, 손날은 장기를 건강하게 해주고, 손목 치기는 여성에게는 신장을 좋게 하고, 남성에게는 전립선을 건강하게 하고, 손등은 허리를 건강하게 해주는 운동이다. 중간중간 피곤할 때 사용하면 분위기도 좋고 건강도 좋게 한다.

① 워밍업으로 송아지 노래를 손뼉 치며 부른다.
② 주먹 치기 4회, 손날 치기 4회, 손목 치기 4회, 손등 치기 4회를 순서대로 한다.

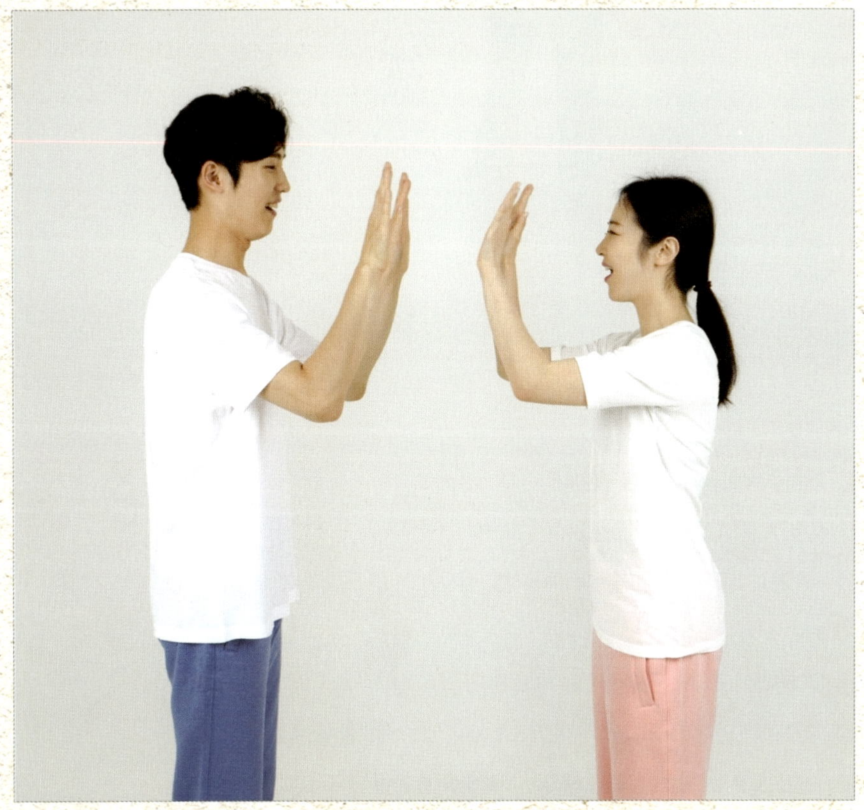

박수 웃음법

③ 주먹 치기 2회, 손날 치기 2회, 손목 치기 2회, 손등 치기 2회를 순서대로 한다.

④ 주먹 치기 1회, 손날 치기 1회, 손목 치기 2회, 손등 치기 1회를 순서대로 한다.

⑤ 송아지 노래에 맞춰 ②번 1회, ③번 1회, ④번 1회를 한다.

⑥ 제대로 되는 사람은 극히 드물어 웃음이 터지고 난리가 난다.

⑦ 이때 '여러분, 웃음 습관은 연습입니다.' 라는 멘트를 날린다.


## 😊 팀워크를 위한: '웃으면요 복이 와요' 웃음법

이 웃음법은 3개 팀으로 나눠서 돌림노래로 할 수 있는 웃음법이다. 열정과 팀워크를 끌어낼 수 있는 웃음법으로 적당하다. 팀별 리더를 뽑아서 잘 이끌어갈 때 하나가 될 수 있다. '웃으면요 복이 와요 하하하하' 메시지를 가르친다.


① 3개 팀으로 나눈다.

② 팀에서 한 사람을 리더로 선택하여 앞에 세운다.

③ '웃으면요' 박자에 무릎 두 번, 손뼉 두 번을 친다.

④ '복이 와요' 박자에 겨드랑이 날갯짓을 4번 한다.

⑤ 손을 입에 대고 "하하하하" 소리 지른다.

⑥ 연습을 마친 후 첫 팀부터 출발한다.

⑦ 첫 팀이 '웃으면요' 끝나면, 둘째 팀이 '웃으면요' 끝나면, 셋째 팀이 들어간다.

⑧ 몇 번 잘되면 '하하하하' 할 때만 리더가 팀원을 모두 일으켜서 외치고 앉게 한다.

⑨ 팀워크에서 뭘 배웠는지 나누게 한다.

# 성공을 부르는 웃음운동법

## 성공 편

꿈꿀 수 있다면 실현도 가능하다.

- 월트 디즈니

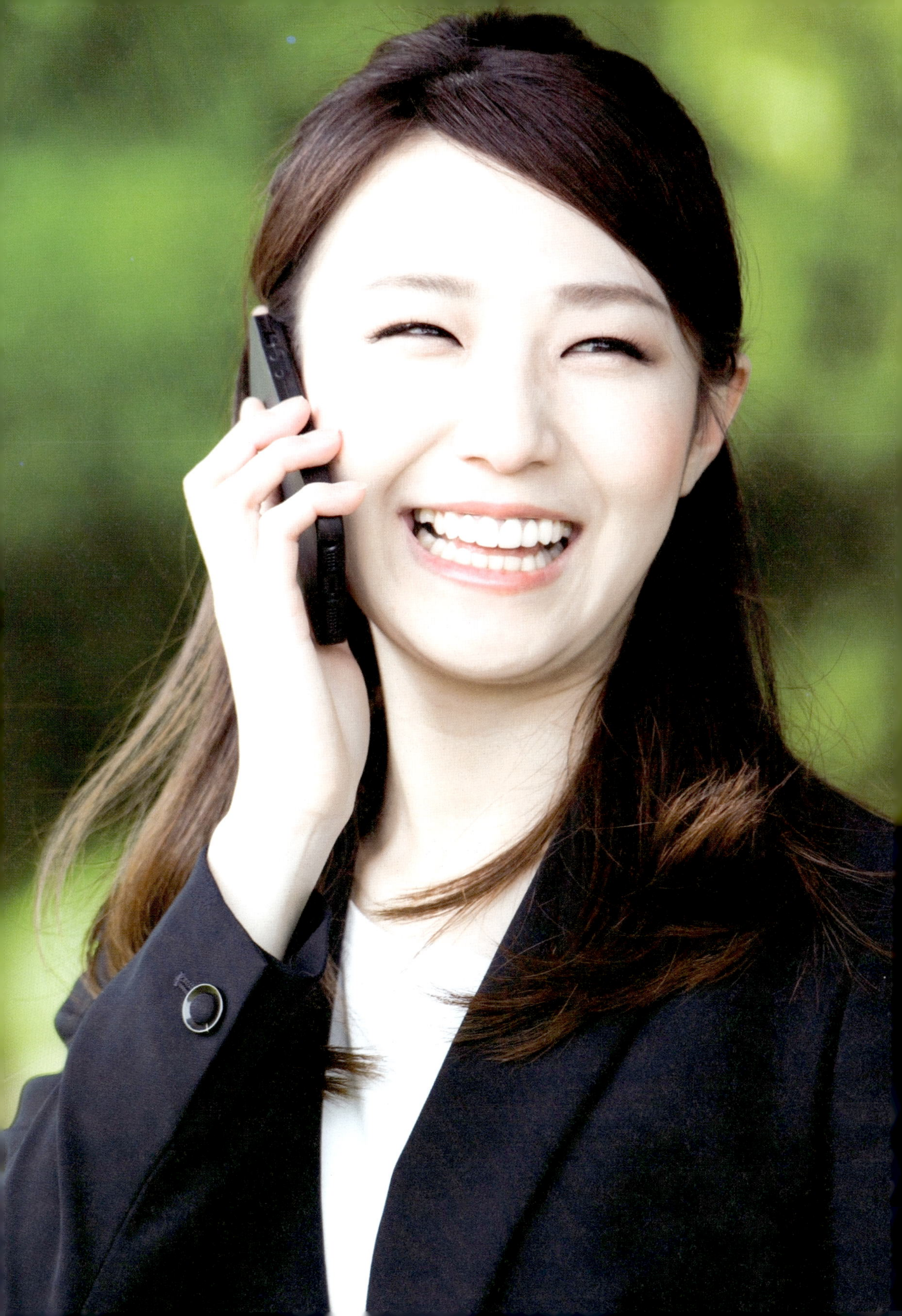

## 자기암시

# '점점 더 좋아지고 있다'고 암시를 걸어라

— 절대 긍정 언어 웃음운동법

웃음은 어떠한 상황에 처해 있을지라도 그 상황을 바꾸는 놀라운 힘을 가지고 있다. 하지만 그 놀라운 힘을 누리는 사람은 극소수에 불과한 것 같다. 모두가 성공을 원하지만 3%만 성공하는 것처럼 말이다. 3% 성공하는 사람들은 어떤 특징을 가지고 있을까?

포기하지 않는다. 변화를 즐긴다. 다른 사람을 깎아내리지 않는다. 긍정적인 사고를 한다. 말하기보다 듣기를 더 많이 한다. 다른 사람에게 좋은 감정을 갖는다. 설령 실수를 해도 배울 준비가 되어 있다. 목표와 구체적인 것을 적는다. 장기적 관점으로 생각한다. 다른 사람을 칭찬한다. 다른 사람이 진심으로 성공하기를 원한다. 마음 깊이 열정을 가지고 있다. 매일 조금씩 개선하고 읽는다. 즐거움과 유머를 표현하고 공유한다. 날마다 좋아지고 있다고 생각한다. 등을 나열할 수 있다.

자신에게 해당하는 것이 몇 개나 있는지 동그라미를 쳐보자. 그리고 동그라미를 친 다음 어떤 일이 있었는지 적어보자. 어떤 일을 했는지 되새겨보는 것만으로도 힘이 솟기 때문이다. 기분이 좋아졌다면 이제는 우리 삶의 피드백을 위해 하루 종일 어떤 말을 제일 많이 했는지도 피드백 해보자. 1만 번 이상 말하고 있다면 그것이 바로 자신의 인생이 되는 것이다. 혹시나 부정적인 말을 더 많이 했다면 오늘부터 바꾸면 된다.

책상에 앉아마자 몇 년째 이런 말을 되새기고 있는 한 사회복지사가 있었다.
'지겹다. 언제 집에 갈까?'
직장이 지옥같이 싫었던 것은 자기암시를 그렇게 걸었기 때문이다. 자기암시는 가능성과 잠재 능력까지 사장시켜버리는 능력이 있다. 그렇다면 오늘부터 제대로 된 암시를 걸어야 한다. 1만 번 걸다 보면 현실로 이뤄진다고 한다. 바로 평강공주가 바보 온달에게 말한 것처럼 말이다.
"평강공주야, 너 그렇게 울면 바보 온달에게 시집보낸다."
"평강공주야, 너 그렇게 울면 바보 온달에게 시집보낸다."
"서방님은 씩씩하고 용감하니 장군이 될 것입니다."
"서방님은 씩씩하고 용감하니 장군이 될 것입니다."

 **절대 긍정 언어 웃음운동법**

절대 긍정의 자기암시가 중요한 이유는 우리 몸의 70%가 물로 이루어져 있기 때문이다. 내가 던지는 말 한마디에 내 몸 안의 물은 즉각적으로 반응하며 나를 만들어간다. 부정 언어는 부정의 삶을 가져다줄 것이고, 긍정 언어는 긍정의 삶이 결과를 말해줄 것이다. 말은 씨이기 때문이다. 행복한 사람은 행복의 말을 하고 건강한 사람은 건강의 말을 한다. 갑부 카네기는 아침마다 어떤 말을 했을까?

1. "나는 건강해."

2. "나는 행복해."

3. "나는 할 수 있어."

4. 양손으로 토닥토닥 두들겨주면서 1, 2, 3번과 같은 말을 걸어준다.

5. 그 후에 15초 이상씩 잔잔하게 웃어준다.

6. 혹 신체 중에 연약한 부분이 있다면 그 부분을 집중적으로 말을 걸어줘도 좋다.

7. 예를 들어 혈압이라면 "내 혈압은 80에서 120 정상이다."라고 말해준다.

8. 3번 이상 말해주고 고맙다는 의미로 15초간 웃어준다.

# 꿈을 이뤘을 때를 상상하며 웃어라

― 행복의 잔 웃음운동법

1991년 일본의 아오모리현에 태풍이 불어닥쳤다. 잇따른 태풍 피해로 사과 90%가 익지도 못한 채 떨어져버리고 말았다. 너무도 허망한 현실 앞에서 농민들은 일손을 놓고 매일같이 태풍을 원망하며 슬퍼했다. 모두들 비탄에 젖어 있을 때 한 사람은 달랐다. 비탄스러운 상황은 똑같았지만 그는 금방 일어났다. 그리고 이렇게 자신을 위로했다.

"괜찮아. 괜찮아. 그래도 아직 10%는 남아 있잖아."

그는 남아 있는 성한 사과에 감사하기 시작했다. 그리고 '어떻게 하면 최고의 수익을 올릴 수 있을까?' 궁리하기 시작했다. 이내 대학 입시 철이 다가왔고 그는 좋은 아이디어를 얻었다.

"모진 태풍에도 떨어지지 않고 끝끝내 살아남은 사과들입니다. 이 사과를 먹으면 떨어지지 않고 반드시 합격합니다."

그는 남은 사과에 '합격사과'라는 이름을 붙여 시장에 내놓았고 수험생과 학부모에게 팔기 시작했다. 물론 가격은 다른 사과에 비해 10배 이상 비싼 가격이었다. 결과는 어떻게 되었을까? 그의 사과는 '떨어지지 않는 사과'로 날개 돋친 듯

팔려나갔다. 이 일화는 태풍으로 좌절이 온다 해도 '기회는 충분히 있다.' 는 점을 시사한다. 지금 우리는 IMF 이듬해인 1999년 실업률보다 17년 만에 최고치 청년 실업률을 기록하고 있다. 이럴 때일수록 '합격사과' 의 교훈이 필요하다. 30살 먹은 한 청년이 맨손으로 시작해 소통과 다양한 영업전략으로 크게 성공을 거둔 한 중소기업 대표를 찾아가 이렇게 말했단다. "저는 소통과 공감 전문가가 되고 싶습니다." 그러자 기업 대표는 청년으로부터 컨설팅비로 500만 원을 내라고 했다. 그리고는 180만 원짜리 양복 세 벌을 청년에게 사주었다. 컨설팅비보다 더 많은 돈이 나간 것이다. 그리고 소통과 공감을 익힐 수 있는 택시기사를 해보라고 조언했다. 이후 깔끔하게 양복을 차려입고 소통을 위해 노력하고, 배려하는 젊은 택시기사에게 손님들은 이런저런 이야기를 다 풀어놓기 시작했고, 심지어는 들어줘서 고맙다고 팁을 주기 시작했다. 그뿐 아니라 여기저기서 강의가 들어오고, 책을 쓰자는 제안이 들어오기 시작했단다. 결국 꿈이 있으면 인생은 만들어지는 것이다.

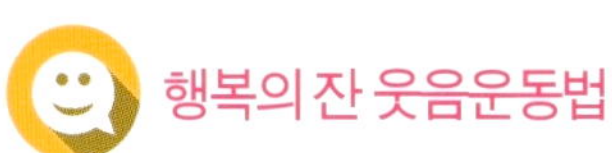

## 행복의 잔 웃음운동법

'행복의 잔 웃음운동법'은 회식 자리에서 사용하면 같이 하나가 될 수 있어 좋고, 꿈을 이루는 데 사용하면 꿈이 배가되는 느낌을 갖게 해주어 좋은 웃음운동법이다. 일단 회사의 비전이나 달성하고 싶은 목표를 정한다. 꿈은 직원들이 하나가 될 때 이룰 수 있는 것이다. 행복의 잔 웃음운동법으로 비전을 앞당겨보자.

1 손에 잔을 하나씩 들었다고 생각하고 양손을 든다.

2 잔에 무엇을 채우고 싶은지 묻는다.

3 건강이어도 좋고, 돈이어도 좋고, 연애여도 좋고, 성공이어도 좋다.

4 건강을 '따라라, 부어라, 마셔라.' 농작을 취한다.

5 따르면서 5초간 웃고, 들고서 5초간 웃고, 마시면서 5초간 웃는다.

6 몸 깊숙이 건강(재정)이 스며든 것처럼 상상하며 충분히 느낀다.

7 기분이 어떤지 옆 사람과 나누면 배가된다.

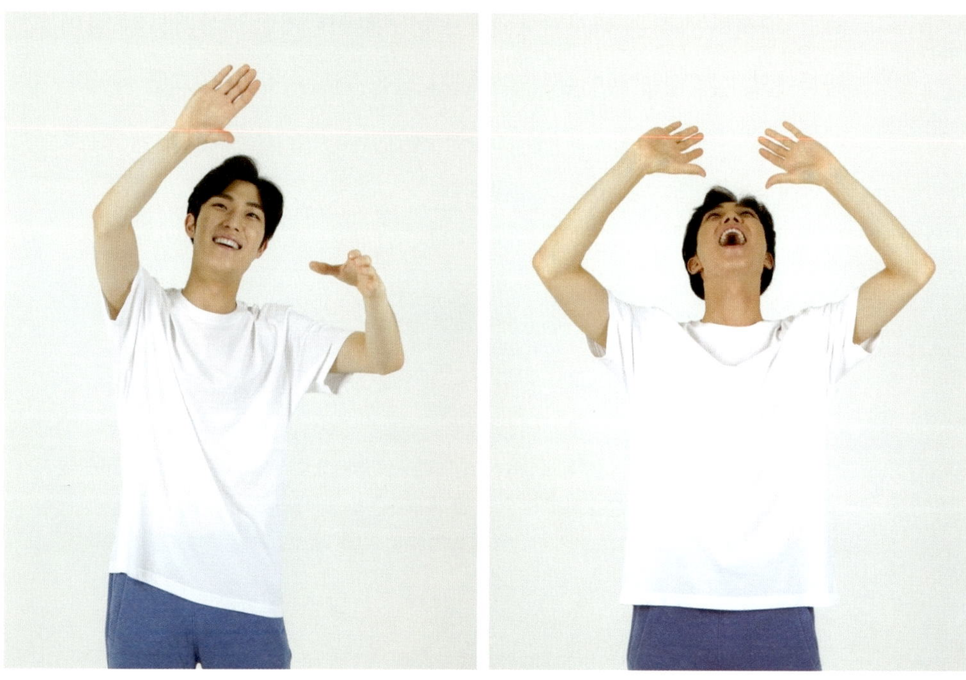

행복의 잔 웃음운동법

# 03

# 아침마다 최고의 날을 선포하라

― 이리 오너라 웃음운동법

빅토르 위고는 '인간은 웃는 재주를 타고난 유일한 존재'라고 말했다.

이렇게 좋은 웃음을 마다하면 얼마나 큰 손실을 보는 것일까?

한 아버지가 아들에게 이런 유산을 남겼다고 한다.

"아들아, 성공하고 싶으냐? 행복하고 싶으냐?"

"예."

"그렇다면 사람을 만날 때마다 박수를 치되 힘 있게 열 번 이상씩 치거라."

왜 아버지가 이런 유언을 남겼을까? 지금 한번 옆 사람에게 자신이 받고 싶은 만큼의 환호성을 보내고 박수를 쳐보라. 받는 사람의 기분이 좋아지는 것은 물론이고 치는 사람 기분이 더 좋아진다. 상대의 기분과 자신의 기분을 컨트롤할 수 있다면 복은 따라오는 것이다. 기분이 좋으면 절로 성공의 福(복)은 따라온다.

선박 왕으로 거부가 된 오나시스에게서 그 비밀을 찾아볼 수 있다. 과거에 일용직 근로자, 하루하루 벌어서 먹고살아야 하는 고된 노동자였던 오나시스. 그는 남들과 같이 신세를 한탄하면서 하루 번 일당을 술값으로 허비하지 않았다. 모아둔 돈으로 비싼 옷을 하나 사 입고 부자들이 모이는 '바'에 출입하기 시작했다. 그곳에서 자신이 갑부가 된 것처럼 느꼈다고 한다.

사치했다는 것이 아니다. 현실과 상관없이 미래 자신의 이미지를 그려본 것이다. 그리고 바라보기 시작했다. 오늘은 내 인생에서 최고의 날이라고 선포한 것이다. 그러자 그곳에서 정보를 언게 되었고, 사업 제안을 받게 되었고, 결국 선박 왕으로서 갑부가 되었다.

그 후 그는 '기회란 와이키키 해변에 밀려오는 파도와 같다.'는 말을 남겼다. 이제는 그 기회가 내 것이 되었으면 좋겠다. 마음이 기쁘면 언제나 최고의 날이 될 것이다.


삶은 선택의 결과다. 내가 아침부터 몇 년째 신나게 웃는 것은 가장 기분 좋은 하루를 선택하기 위해서다.


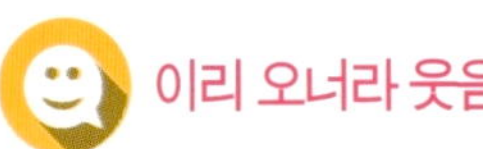

## 이리 오너라 웃음운동법

이 웃음법은 마치 내가 대감이 된 것처럼 연기하면 된다. 당기고 싶은 복을 향해 크게 부르면서 복을 끌어오는 웃음법이다. 가령 행복을 원한다면 '행복아 이리 오너라.' 건강을 원한다면 '건강아 이리 오너라.' 원하는 것을 끌어오는 웃음법이다.

### how to

1 마치 대감이 된 것처럼 뒷짐을 지고 부르면 된다.

2 "이리 오너라. 이리 오너라."

3 양손을 커다랗게 만든다. 양손을 끌어당기며 이렇게 외친다.

4 "행복아, 이리 오너라." 2번 외치고 크게 15초간 웃는다.

5 "건강아, 이리 오너라." 2번 외치고 크게 15초간 웃는다.

6 "돈복아, 이리 오너라." 2번 외치고 크게 15초간 웃는다.

6 마치 부자가 된 것처럼 뒷짐을 지고 그 느낌을 음미한다.

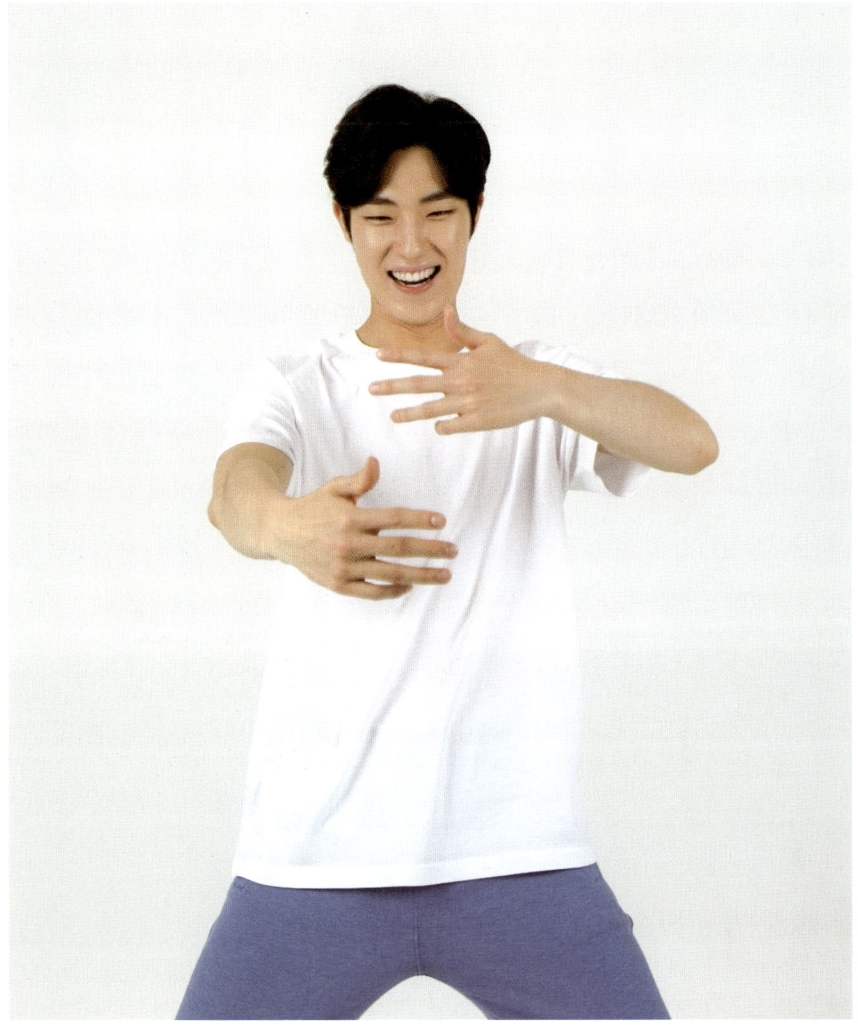

이리 오너라 웃음운동법

# 04

# 탁월한 성과는 탁월한 감정에서 나온다

― 최불암 웃음운동법

회복 탄력성(resilience)이란 극복력, 탄성, 탄력성, 회복력 등을 의미한다. 회복 탄력성은 크고 작은 다양한 역경과 시련과 실패를 오히려 도약의 발판으로 삼아 더 높이 뛰어오르는 마음의 근력을 의미한다. 즉 역경으로 인해 밑바닥까지 떨어졌다가도 강한 회복 탄력성으로 다시 뛰어오르는 사람들은 대부분 원래 있었던 위치보다 더 높은 곳까지 올라간다. 그뿐 아니라 회복 탄력성이 강한 사람에게서는 지속적인 발전을 이루거나 커다란 성취를 이뤄내며, 실패나 역경을 딛고 일어섰다는 공통점을 볼 수 있다.

그 외에도 회복 탄력성 지수가 높은 사람들은 다음과 같은 특징이 있다.

― 스스로 감정과 충동을 잘 통제할 수 있다.

― 자기 조절력으로 주위 사람과 건강한 인간관계를 맺을 수 있다.

― 긍정적 정서로 자아 낙관성, 생활 만족도 등이 높다.

― 원인 분석을 잘하며 소통 능력, 공감 능력, 자아 확장력이 높다.

이처럼 회복 탄력성이 성공의 점수라고 볼 수 있는 것이다.

일중독과 알코올의존증에 걸린 30대 중반 남성은 직장 스트레스를 술로 다스리는 방법밖에 몰랐다. 지방간이라는 판정을 받고 직장을 그만두고 연구소에 찾아왔다. 행복한 일을 하고 싶다며, 동기부여 강사가 되고 싶다고 했다.

그런데 그에게는 말을 더듬는다는 결점이 있었을 뿐 아니라 즐기는 능력이 하나도 없었다. 하지만 그는 웃음을 통하여 생각을 바꿨다. 나중에 말더듬 증상은 사라질 것이고, 그것이 오히려 강의 자료가 될 것이라고 생각했다.

결국 말더듬 현상은 '1분 웃음 트레이닝'으로 극복했다. 즐기는 능력 부족은 자신이 좋아하는 웃음운동법들과 춤으로 극복했다. 원래 위치보다 자신을 훨씬 뛰어넘은 것이다. 이것이 바로 회복 탄력성이다. 감정과 상관없이 원래 창조의 형상대로 돌아가게 하는 것이다.


이처럼 회복 탄력성이 가장 높은 사람이 아이들이다. 아이들은 좀 전에 안 좋은 일이 있었어도 훌훌 털어버리는 능력이 있다. 어렸을 때 아이들을 보면 넘어져서 피가 나오면 그 자리에서 울어버린다. 하지만 어른인 우리는 벌떡 일어난다. 이유는 창피해서다. 그리고는 주변을 180도 둘러본다. 누군가 본 사람은 없는지 의식하기 때문이다. 며칠이 지나 그곳을 지나치면서 '그때 왜 이 자리에서 넘어졌지?' 라고 생각한다. 한 달이 지나서도 그때 일을 기억한다.

하지만 아이들은 그때 일은 그때로 끝나고 만다. 왜? 제자리로 돌아오는 회복 탄력성이 높기 때문이다. 인간관계를 잘하고 싶다면 아이가 되어보자.

앤서니 라빈스의 말처럼 탁월한 감정을 선택해보자. 탁월한 감정은 탁월한 성과를 만들어낼 것이다. 내가 가진 한계를 깰 수 있을 것이다.

## 😊 최불암 웃음운동법

혼자서 탁월한 감정을 만들 수 있는 가장 좋은 공간이 있다면 바로 차 안이다. 남의 눈치를 볼 필요 없어 큰 소리로 마음껏 웃을 수 있는 공간이기 때문이다. 그래도 쑥스럽다면 최불암 웃음운동법을 시도해보자. 태양신경총(명치)을 자극하는 최불암 웃음운동법은 소리를 내지 않고서도 가능하기 때문에 긴장이 되거나 어려운 자리라면 이 웃음법이 적격이다.

### how to

1. 오른손을 명치에 댄다.

2. 이 자리가 태양신경총이라는 제2의 심장이다.

3. '흡' 하고 숨을 들이마신다. 이때 항문을 조이면 케겔 운동에도 좋다.

4. 참았다가 숨을 '파~하' 하고 뱉어낸다.

5. 다시 3번을 반복하면서 '파' 하고 뱉어낼 때 웃음과 함께 뱉어낸다.

6. 호흡을 가다듬고 누군가를 만나면 한결 쉬워질 것이다.

7. 방해받지 않는 공간이라면 한 번 박수를 치면서 소리 없이 웃어도 좋다.

# 200% 오버 언어를 사용하라

— 모기 잡기 웃음운동법

나는 강의 중에 이런 질문을 하곤 한다.

"우리나라에서 감탄을 가장 많이 사용하는 연예인은?"

그러면 김흥국, 조영남, 유재석, 강호동 등이 나온다.

강호동 씨는 200% 오버해서 웃는다. 아무것도 아닌 일에 박수를 치며 자지러지게 웃는다. 그런데 그 행동을 보는 시청자들은 속이 시원하다. 강호동 씨의 과장된 웃음과 행동이 현대인의 막힌 속을 뚫어주기 때문이다. 이것이 그의 인기 비결 중 하나가 아닐까?

김흥국 씨도 마찬가지다. 나는 김흥국 씨의 인기 비결을 감탄 언어에 있다고 본다. 김흥국 씨의 첫 곡 '아싸~ 호랑나비 한 마리가 꽃밭에 앉았는데…' 를 생각해보라. 처음부터 노래 한 곡으로 사람들의 입에 오르내릴 정도로 강하게 이미지를 구축했다. 틀을 깬 노래가 시청자에게 확실하게 각인된 것이다. 예전 박미선 씨와 라디오 MC를 진행하는 김흥국 씨를 봐도 그 인기 비결을 알 수 있다.

"아, 응애예요~."

"우아~."

소리만 질러도 답답한 속이 시원하다.

이처럼 오버 언어는 시청자나 애청자들에게 빨리 이미지를 구축시킨다. 영업도 마찬가지다. 이 오버 언어를 쓸 수 있다면 상대와의 거리는 순식간에 좁혀진다. 그뿐인가? 상대에게 나를 긍정적으로 구축시킬 수 있는 방법이다.

성공하기 위한 조건으로 빼놓을 수 없는 것이 나를 상대방에게 좋은 이미지로 심어주는 것이다. 월화수목금토일 '스마일 마스크 증후군'으로 살면서 오감이 사라진 현대인들에게 이미지 구축은 나를 표현하는 것이다. 내과 환자의 30~50%가 스마일 마스크 증후군으로 추정될 정도로 심각한 상황이 현대인들의 마음 상태다.

이처럼 소뇌가 제 기능을 다하지 못한다면 타인과의 커뮤니케이션에 문제가 생긴다. 오늘은 커뮤니케이션을 위해 소뇌 활성화를 배워보자. 앙드레 김 선생님 버전도 좋고, 김흥국 씨 버전도 좋고, 200% 오버하는 강호동 씨 버전도 좋다. 감탄 언어는 그 어떤 것보다 기쁨을 빠르게 전염시키는 방법이다.

"우아~ 웅애예요."

"우아~ 판타스틱해요."

 ## 모기 잡기 웃음운동법

아무 감흥도 느끼지 못하는 사람은 소뇌에 원인이 있다고 말하는 학자도 있다. 소뇌는 운동 기능을 담당하는 부분이지만 눈으로 본 것이나 귀로 들은 것을 종합적으로 조절하는 역할을 하기도 한다. 한 번 오버하고 나면 내 긴장이 해소되고 덩달아 상대방도 내 얼굴을 보며 긴장을 놓게 된다. 이것이 커뮤니케이션을 훨씬 쉽게 하는 방법이다.

1. 일단 자리에서 선다.

2. 모기 잡을 때를 생각하고 모기를 잡는다.

3. 손바닥을 칠 때 '하' 소리를 내며 모기를 잡는다.

4. 상대방에게 모기가 앉았을 때 인정사정 볼 것 없이 모기를 잡는다.

5. 몇 번 '하'를 한 후에는 자지러지게 손뼉을 치며 웃는다.

6. 전신을 이용하기 때문에 운동이 되고 옆 사람과 친해질 수 있어 좋다.

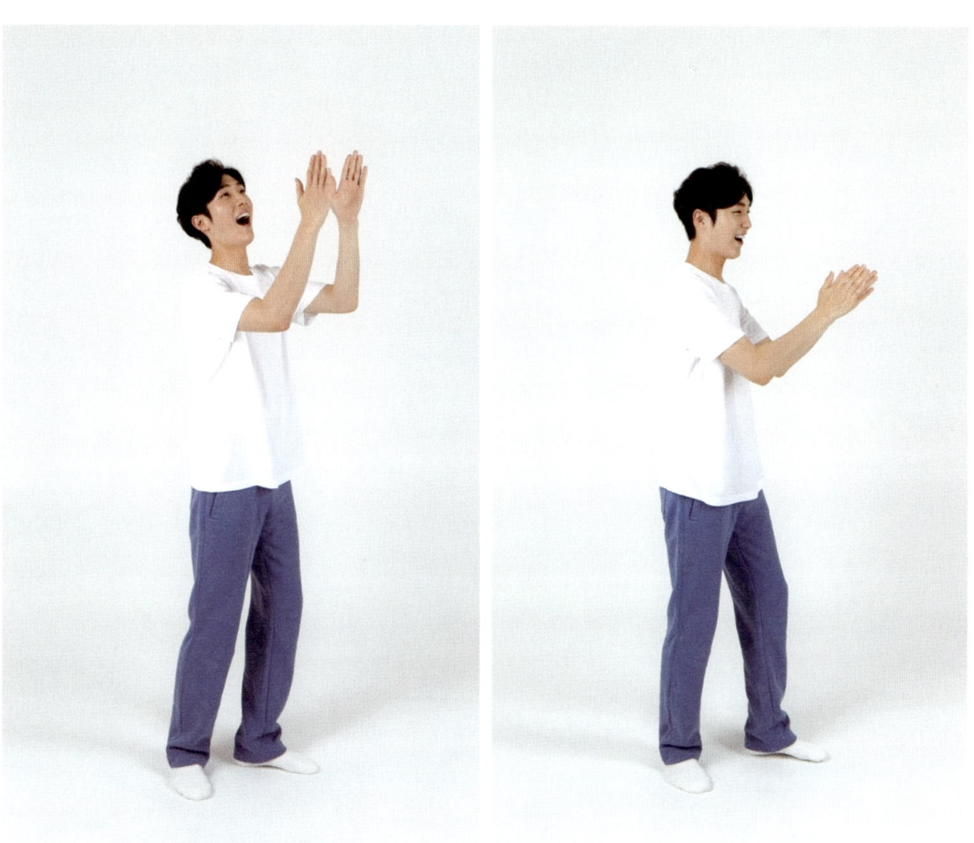

모기 잡기 웃음운동법

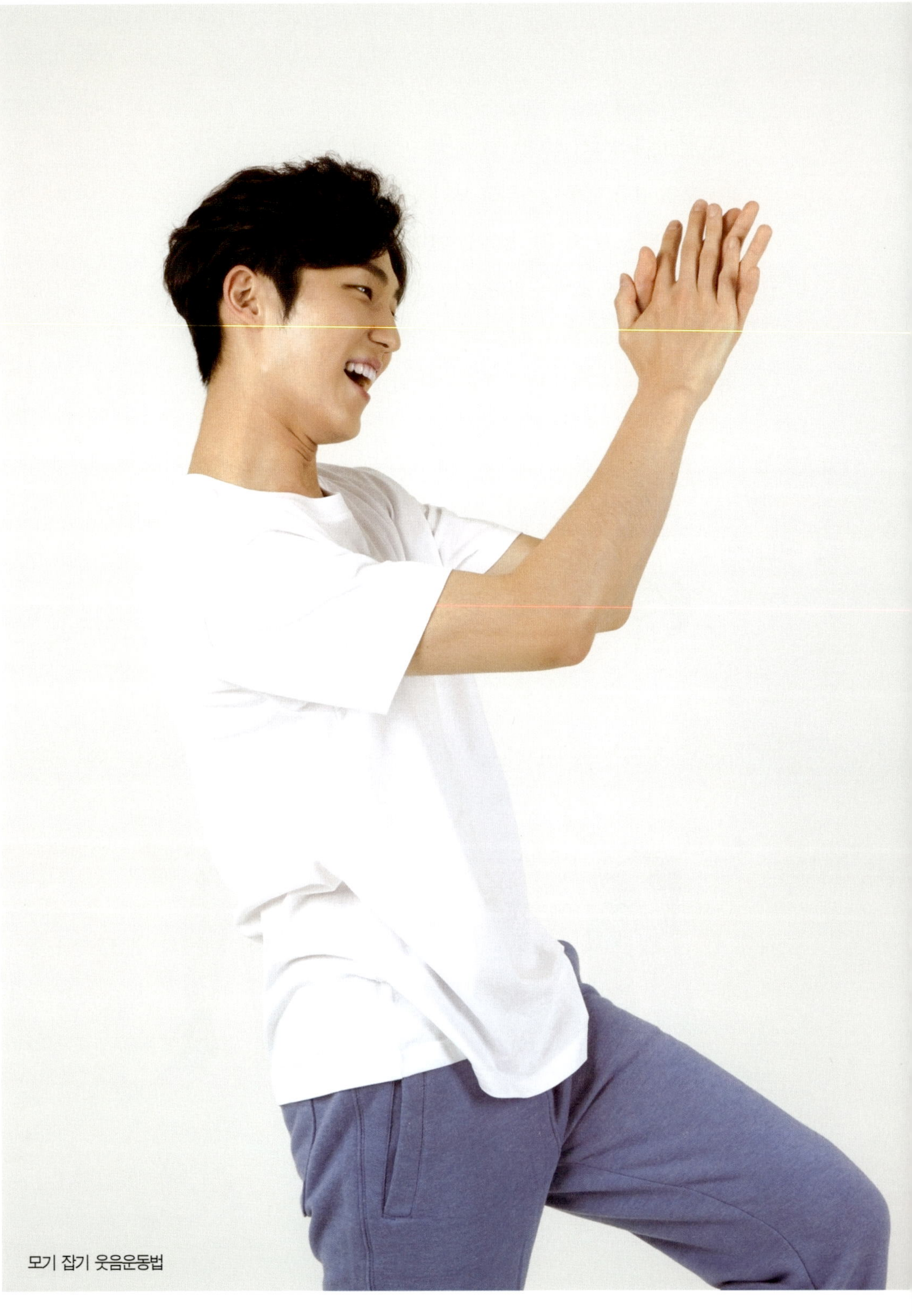

모기 잡기 웃음운동법

# 06



**1달러 매출 전략**

# 미소를 먼저 팔아라

— 이랜드 웃음운동법

프린스턴 대학에서 재미있는 실험을 했다. 150명을 50명씩 세 그룹으로 나눠서 물건을 팔게 했는데, 한 그룹에게는 시종일관 웃으며 물건을 팔게 했다. 다른 한 그룹에게는 손님이 오거나 말거나 무표정으로 물건을 팔게 했다. 나머지 한 그룹에게는 오만 가지 인상을 쓰면서 물건을 팔게 했다.

결과는 어떻게 되었을까? 웃은 그룹은 목표량의 300%를 팔았다고 한다. 반면 무표정인 그룹은 목표량의 30%를 팔았다. 찡그리고 화를 낸 그룹은 목표량의 0%를 팔았다. 인상이 나쁜 사람에게는 가까이 가지도 않는다는 걸 보여준다. 반면 인상이 좋아 보이면 가던 길도 그 사람에게 묻는다. 특히 꼬마들에게는 1순위다. 표정이 밝으면 적개심이 사라지기 때문이다.

표정은 의사소통에 있어 강력한 의사 표현이다. 한 여론조사 기관에서 4,724명을 대상으로 조사한 결과를 보면 명확히 알 수 있다. '사랑한다.' '즐겁다. 기쁘다.' '화난다.' '슬프다.'는 네 종류의 감정을 말하지 않고 상대방에게 맞히도록 했다. 그 결과 다음 내용을 얻을 수 있었다.

| | 사랑한다 | 즐겁다 · 기쁘다 | 화난다 | 슬프다 |
| --- | --- | --- | --- | --- |
| 전해진다 | 65명(1.4%) | 495명(10.5%) | 3,859명(81.7%) | 305명(6.5%) |
| 전해지지 않는다 | 4,128명(87.4%) | 313명(6.6%) | 16명(0.3%) | 267명(5.7%) |

표에서 보는 것과 같이 가장 전해지기 쉬운 것은 '화난다'는 감정이다. 부정적인 감정은 훨씬 더 쉽게 전해지기 때문에 성공을 원한다면 이 표정은 금물이다. 영업하는 사람이라면 물건을 팔기 전에 즐거움과 기쁨을 먼저 팔 준비가 되어야 한다. 미소를 팔기 전에 먼저 웃음으로 마음 상태를 즐겁고 기쁘게 만들어야 한다. 그렇지 않으면 감정의 괴리감을 경험할 수 있다. 상대를 내 편으로 만들고 싶은가? 월마트가 1달러 성공 전략을 썼던 것처럼, 웃지 않으면 내 1달러를 가져가도 좋다는 마케팅을 펼쳐라.

 이랜드 웃음운동법

봉사와 사랑의 심리적 포만감은 의학적으로도 혈압과 콜레스테롤 수치가 현저히 낮아지고 엔도르핀이 정상치의 3배 이상 분비되어 몸과 마음에 활력이 넘치게 한다. "나는 수녀들에게조차 웃는 얼굴을 잃지 않기 위해 미소를 연습해야 합니다."라고 말했던 마더 테레사 수녀처럼 미소 훈련을 해보자.

**how to**

1 혼자일 때는 거울을 보고 연습해도 된다.

2 오른손 손가락으로 가위 모양을 하고 입가에 댄다.

3 '하나'에 입을 옆으로 쫙 찢는다.

4 '둘'에 입을 오므린다.

5 '하나 둘' '하나 둘' 좀 더 빠른 구령에 입을 벌렸다 오므렸다 연습한다.

6 이때 입만 하지 말고 눈까지 진짜 웃는 연습을 한다.

7 혼자서 익숙해지면 짝과 반대로 움직이는 게임을 해도 좋다.

8 입 주위가 얼얼해질 때까지 한 달간 꾸준히 연습하면 미소가 자연스럽게 나올 것이다.

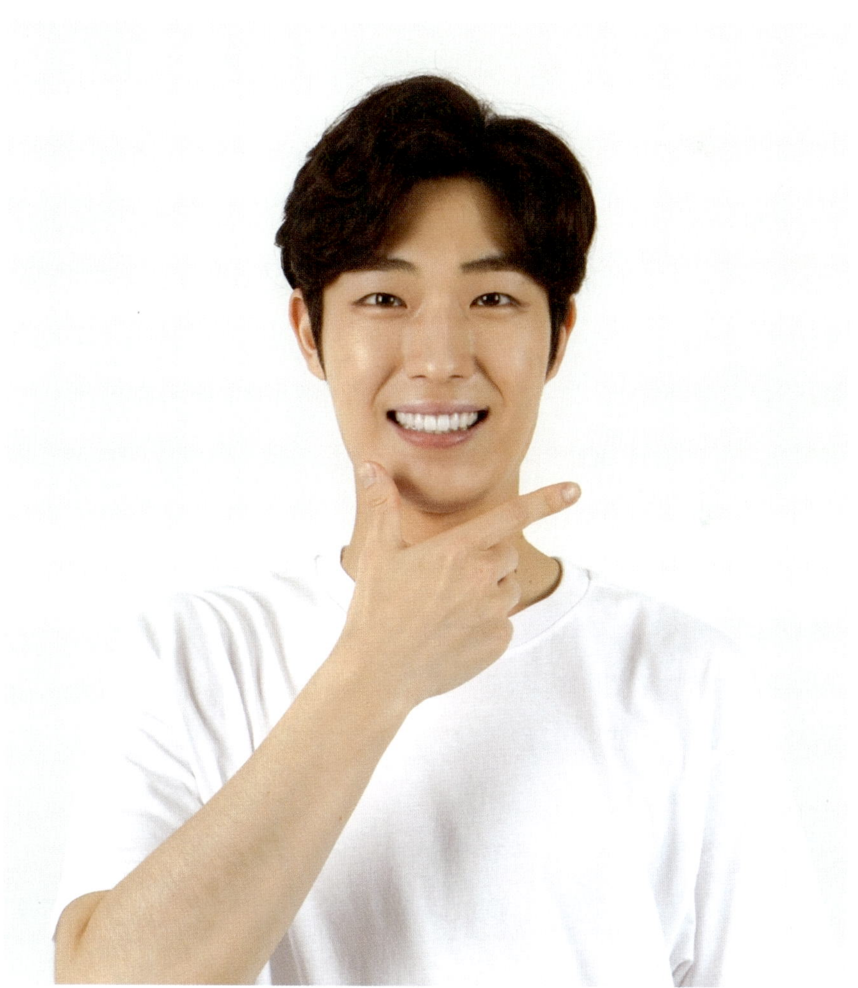

이랜드 웃음운동법

# 꿈을 하루에 100번 써 내려가라

― 감사 일기 웃음운동법

종이 위의 기적, 쓰면 이루어진다. 목표를 달성하고 싶으면 그것을 기록하라. 목표 달성에 헌신하겠다는 마음으로 목표를 기록하라. 그러면 그 행동이 다른 곳에서의 움직임을 이끌어낼 것이다. 목표를 이루려면 일단 목표를 기록하라. 헨리엔트 앤 클라우저의『종이 위의 기적, 쓰면 이루어진다』에 나온 말이다.

이 말을 믿고 2014년 12월 어느 날에 감사 일기를 썼다. 〈2015년 12월 31일 감사 일기〉를 미리 쓴 것이다. 미래가 마치 이뤄진 것처럼 현재형으로 썼다. 2015년 1월 3일 아침에 출근하자마자 1년을 읽어 내려가며 감사했다.

'2015년 7월과 12월에 책 두 권을 출판하게 되어 감사합니다.'

'사랑하는 아들이 00인터넷 고등학교에 합격하게 해주셔서 감사합니다.'

'이사 안 가고 2,000만 원만 전세금 올려주고 살게 돼서 감사합니다.'

2015년 12월이 되었다. 1년 후에 체크해보니 그대로 이루어졌다.『웃음이 내 인생을 살렸다』가 2015년 7월에 출간되었고, 한 달 늦었지만『나만 나처럼 살 수 있다』가 2016년 1월에 출간되었다.

그뿐인가, 아들은 명문고에 입학했다. 공부를 잘해서 명문고에 갔다면 여기에 쓰지 않았을 것이다. 공부에 관심이 없는 아들인데 명문고에 갔다. 운 좋게 하나님의 은혜로 들어간 것이다. 전셋집은 어떻게 되었을까? 전세금이 하늘 솟듯 치솟아 부르는 것이 거래 가격이 되었다. 윗집은 1억 5,000만 원을 울며 겨자 먹기 식으로 올려주고 재계약을 했다. 물론 나는 2,000만 원은 아니지만 3,000만 원만 올려주고 재계약을 했다. 가장 싸게 전세를 사는 세입자가 된 것이다. 물론 다 이뤄진 것은 아니다. 아직 시간을 필요로 하는 것들도 많다. 하지만 기대와 갈망은 여전하다.

원하는 것이 있다면 당신도 도전하길 바란다. 한 사람이 카드 대출을 받아서 '자신감, 자존감 살리기 무패코칭'을 받으러 왔다. 그녀는 학벌에 상처가 있었다. 아버지가 '계집년'들은 이름 석 자만 쓸 줄 알면 된다며, 초등학교를 졸업한 딸 5명을 다 공장에 보낸 것이다. 그것도 친구 아버지가 하는 공장에 보냈다. 그녀는 인정받기 위해 몸을 혹사했다. 이미 인정받고 있는 사람인데도 본인은 더 인정받고자 허덕이는 것이다. 그녀에게 '내가 누구인지?' 자아상을 잡아주고 나서 아침저녁으로 말하게 했다. 그리고 웃게 했다. '나는 인정받을 수밖에 없는 사람이야. 하 하하하~' 그 결과 기적이 일어났다. 강남에 있는 모 백화점에서 최고 연봉으로 매니저 스카우트 제의를 받은 것이다.

원하는 것이 있다면 당신도 도전하길 바란다. 오늘 노트를 사서 써도 좋고 아니면 한 종이에 2017년 것을 쓰고 다이어리에 넣고 매일 소리 내어 읽어도 좋다. 신앙인이라면 감사하며 믿음으로 선포해도 좋다. 그 후에 축복을 기대하는 것은 당연한 것이다.

## 😊 감사 일기 웃음운동법

감사는 명상보다 위에 있는 에너지다. 감사하면 영혼이 편하고 범사가 잘될 것이다. 때론 아무리 힘든 일이라도 견딜 힘이 될 것이다. 중학교 때부터 가족 힐링 캠프 '행복여행'을 마치고 감사 일기를 써온 친구가 있다. 지금은 대학을 졸업했으니까 몇 년째 써온 것이다. 부모님의 사업 부도와 신용불량으로 가장 힘들던 시기를 견딜 수 있었던 힘도 다름 아닌 감사였다고 한다. 오늘은 꿈을 이룬 것처럼 감사 일기를 써보자.

### how to

1. 어떤 시간에 할 것인지 자신과 정한다.
2. 감사 노트를 하나 마련한다.
3. 오늘 하루 일어났던 일에 대해 감사 일기를 쓴다.
4. 다 쓰고 나면 꿈꾸는 것이 이루어진 것처럼 감사 내용을 쓴다.
5. 쓴 것을 잠시 묵상하며 기분을 느껴도 좋다.

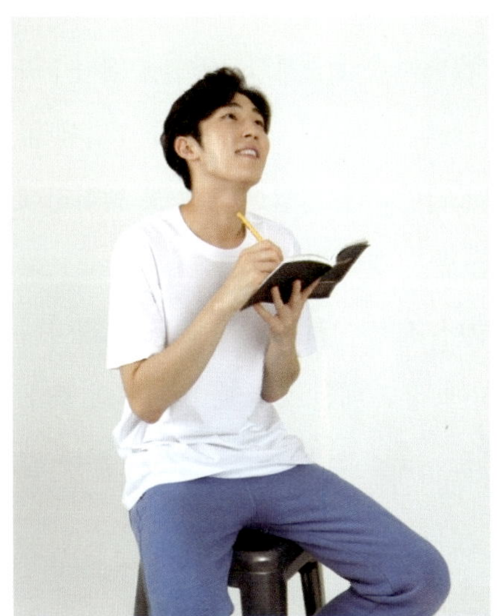
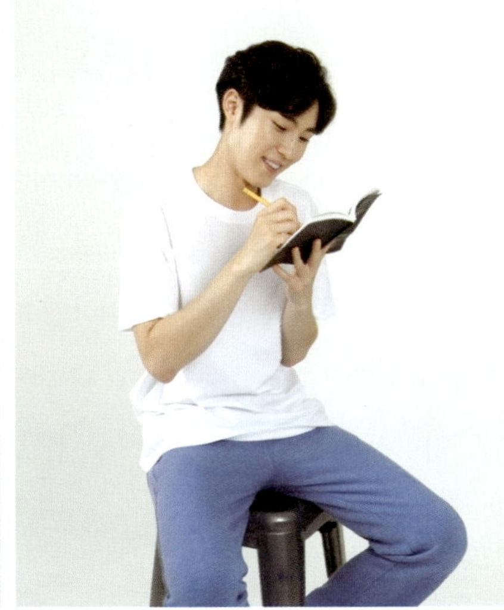

감사 일기 웃음운동법

# 성공을 위한 감사 10계명

한국웃음연구소

① 작고 사소한 것에 감사하라. (일상이 행복으로 넘쳐난다.)

② 가진 것에 감사하라. (행복한 사람은 가진 것에 집중하는 사람이다.)

③ 일어나자마자 감사하라. (활기차게 하루가 시작될 것이다.)

④ 하루에 3가지 이상 감사 일기를 써라. (행복 통장에 자산이 쌓일 것이다.)

⑤ 지금 하는 일에 감사하라. (불안과 불평이 나를 지배하지 못한다.)

⑥ 꿈을 이룬 듯 미리 감사하라. (믿음이 현실이 되어 나타난다.)

⑦ 가족에게 하루에 한 번씩 감사하라. (가족은 힘의 원천이다.)

⑧ 만나는 사람마다 감사하라. (하는 일마다 잘 풀린다.)

⑨ 소리 내어 감사하라. (주위가 15% 행복해진다.)

⑩ 그럼에도 불구하고 무조건 감사하라. (못 넘어갈 산이 없다.)

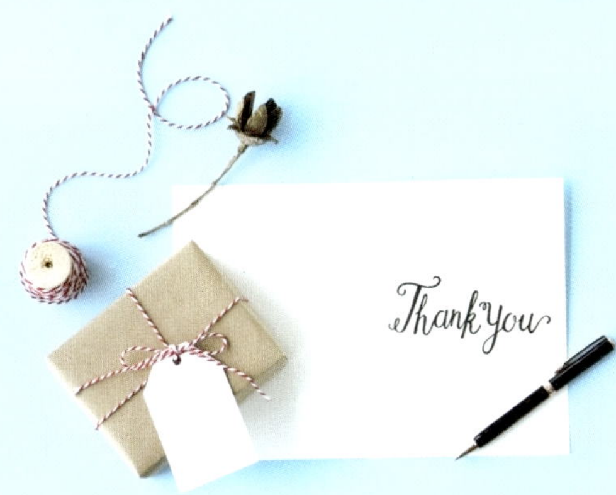

# 행복한 가족 만들기
# 웃음운동법

## 가정 편

임금이든 백성이든 자기 가정에서
평화를 찾는 자가 가장 행복한 인간이다.

- 요한 볼프강 폰 괴테

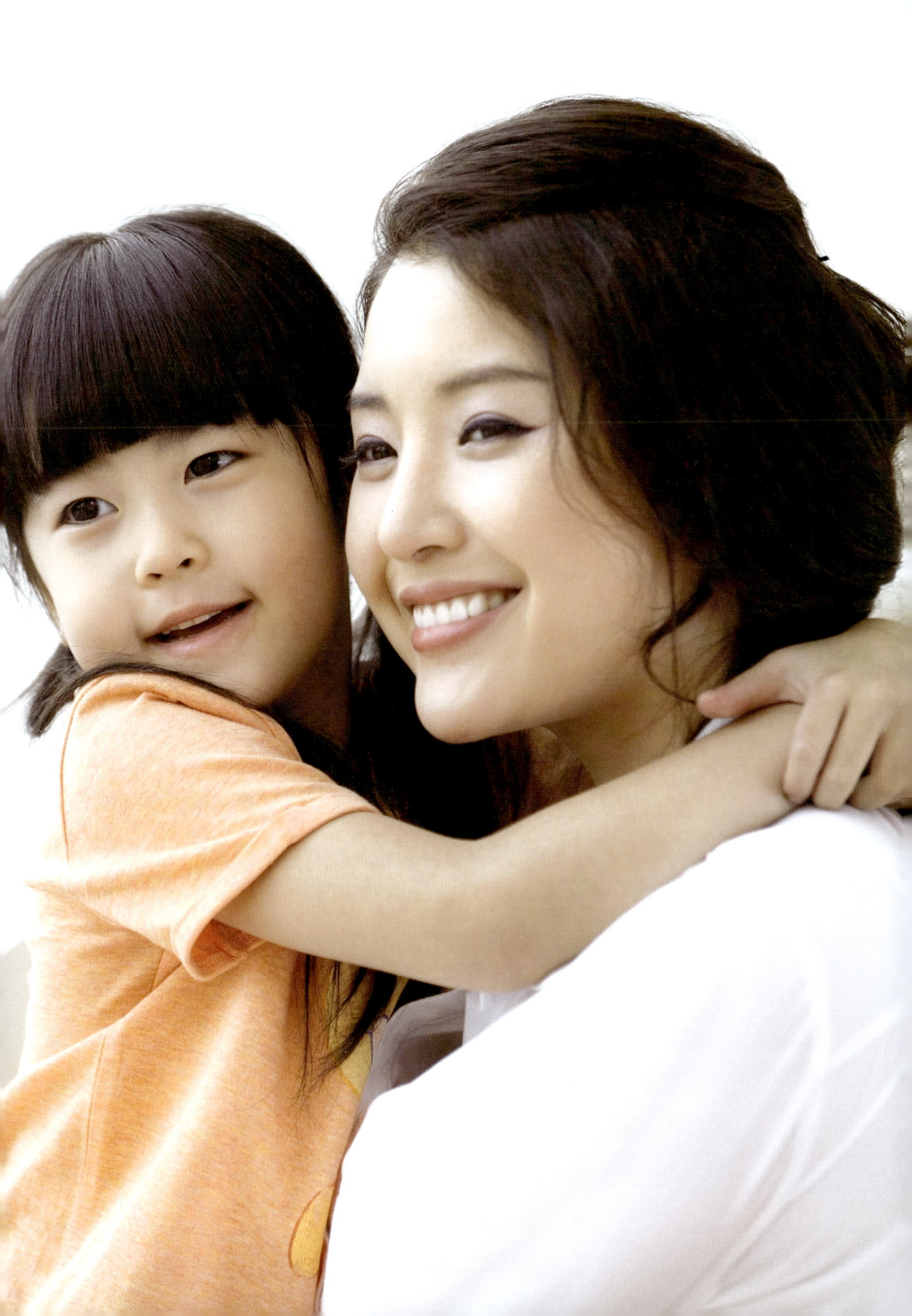

# 01



## 아빠의 즐거움이 자녀의 미래다

– 스마일 라인 웃음운동법

'훌륭한 스승을 만나는 것은 인생에서 50% 이상을 성공한 것이나 다름없다.'

'유비도 삼고초려 했으니 좋은 스승을 찾아 삼고초려 하라.'

훌륭한 제자는 훌륭한 스승이 만들어내는 것이다. 그렇다면 가장 훌륭한 스승은 누가 되어야 할까? 나는 다름 아닌 아버지가 되어야 한다고 생각한다. 가정은 가장 많이 배우고 가장 영향력을 받들 수 있는 곳이다. 부모의 삶의 방식과 태도가 그대로 자녀에게 대물림되기 때문이다.

성인이 되어 '부모처럼 살지 않을 거야.' 하면서도 부모처럼 살아가는 모습을 볼 때 부모의 라이프스타일은 큰 힘을 발휘한다는 것을 알 수 있다. 무의식중에 보고 들은 것이 거의 전부라고 생각해도 과언이 아니기 때문이다. 부모의 표정이 우리 아이의 미래 표정이며, 부모의 사고가 아이들의 사고가 된다.

그렇다면 우리는 하루에 몇 번이나 자식에게 웃는 얼굴을 보여주고 있는가? 스스로에게 물어야 한다. 우리 아이가 건강하고 행복한 아이로 자라고 있도록 영적 자산을 물려주고 있는지 되돌아봐야 한다.

자녀들에게 질문 하나를 해보면 쉽게 알 수 있다.

"일주일 동안 아빠(엄마)에게 들은 말 중에 어떤 말이 가장 많았니?"

"공부해라, 밥 먹어라, 휴대전화 그만해라, 학원 갔다 왔니? 어떻게 대학 갈래?"

이런 대답만 나온다면 한번 생각해볼 일이다.

반면 "사랑해, 나도 너 때는 그랬다, 오늘도 좋은 날 보내라, 믿음직스러운 우리 아들…"이라는 말이 오간다면 정말 건강한 가족이다. 그동안 못 했다면 지금부터 시작하면 된다. 자녀와 같이 있을 수 있는 시간은 길어야 18년이다. 18년 동안 세 가지는 꼭 물려주자.

'하루에 3번 이상 행복한 모습 보여주기'

'하루에 3번 이상 웃는 모습 보여주기'

'하루에 3번 이상 격려하고 칭찬하고 공감하는 모습 보여주기'

부모가 행복한 모습을 보여줄 수 있다면 '인생은 즐겁다.'는 긍정 마인드를 물려주는 셈이다. 부모가 하루에 3번 이상 웃는 모습을 보여주면 '관계의 기술'을 물려주는 것과 다름없다. 부모가 칭찬과 격려를 아낌없이 보내줄 수 있다면 '자존감'을 물려주는 것과 같다. 오늘부터는 가족에 대한 기대감을 내려놓고 아빠인 내가 먼저 즐겨보자. 그것이 시작이다.

 ## 스마일 라인 웃음운동법

스마일 라인 웃음운동법은 온 가족이 함께할 수 있는 웃음운동법이다. 현관에 스마일 스티커를 사서 붙여놓으면 된다. 그리고 가족끼리 약속을 한다. '이 라인을 건널 때마다 15초간 웃고 건너기!' 잘한 사람에게는 보상을 해주고 안 한 사람에게는 가벼운 벌칙을 정하는 것도 좋다. 가정의 화목을 이룰 수 있는 웃음문화가 정착될 것이다.

1. 스마일 스티커를 현관 앞에 나란히 붙인다.

2. 가족끼리 라인을 건널 때마다 15초간 웃기로 약속한다.

3. 현관을 나가고 들어올 때마다 15초간 웃는다.

4. 일주일마다 잘한 사람에게 보상해준다.

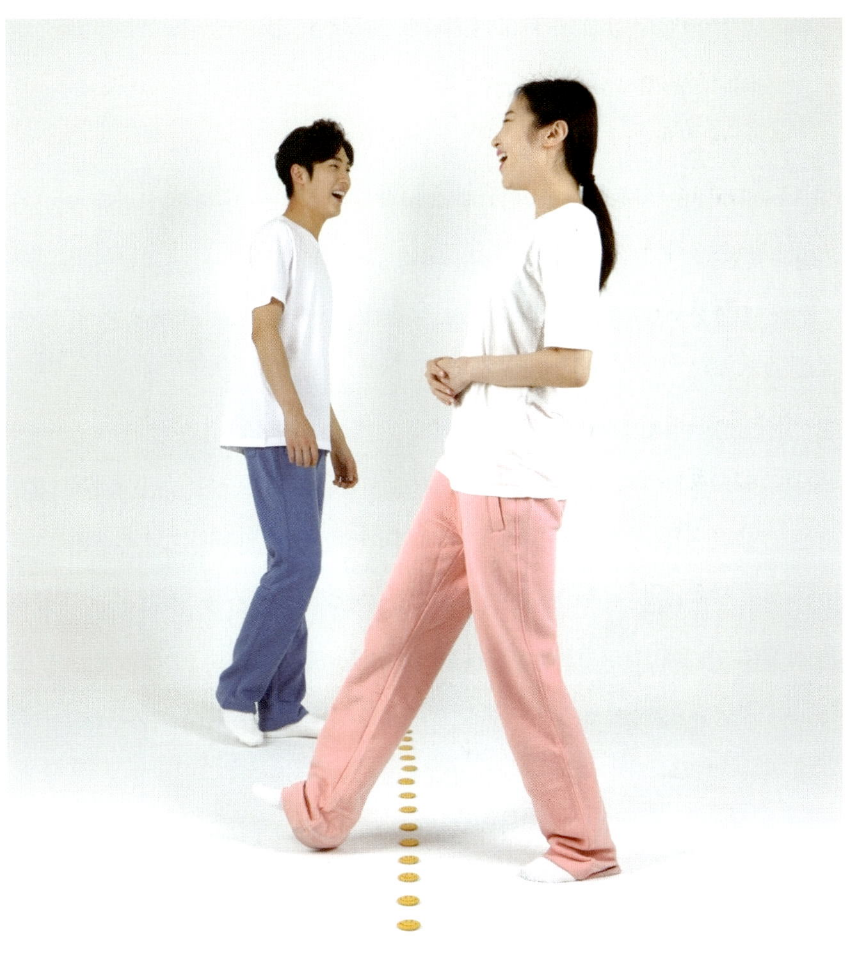

스마일 라인 웃음운동법

# 밥상머리를 대화의 장으로 삼아라

― 밥상머리 웃음운동법

나는 어린 시절에 밥상머리에서 자주 혼나곤 했다. 우리 삼 형제가 밥을 먹다가 수다를 떨고 킥킥거리면 아버지께서 버럭 화를 내시곤 했다. 우리는 아침마다 기분이 좋았고 아버지는 아침마다 기분이 저조하셨다. 그런 아버지는 한 말씀으로 행복한 우리를 잠재우셨다.

"입 다물고 밥이나 먹어라."

밥상머리에서 수다를 떤다는 것은 버릇없는 행동이었다. 한마디로 '과묵'해야 미덕으로 여기던 시절이었다. 하지만 옛날에는 그 외 시간에도 가족끼리 도란도란 이야기를 나눌 시간이 많았다. 농사를 지었기 때문에 할 일 없는 겨울철에는 화롯불 앞에 모여 온 식구가 수다를 떨 수 있었다.

하지만 지금은 밥상에서조차 가족이 함께하기가 힘들다. 심지어 엄마는 여러 차례 밥을 차려야 한다. 남편 따로, 공부하는 자식들 따로, 그야말로 가족이 서로 얼굴 볼 날이 거의 없다. 집보다 학원이 더 낫다고 하면서 학생들은 일부러 집을 피하기도 한다. 그렇다 보니 가족끼리 다정하게 대화하는 일은 보기 드문 현상이 되어버렸다.

하루는 우리 집 고1 아들이 이런 말을 했다.

"나랑 장엽이 가족만 빼놓고는 부모랑 대화하는 애들 별로 없어."

"왜?"

"사이가 안 좋으니까."

"왜 사이가 안 좋은데?"

"대화가 안 통하니까."

함께 있으면 즐거운 곳, 그냥 있으면 가장 편한 곳이 집이어야 한다. 가장 행복한 곳이 집이 되기를 원한다면 밥상머리에서 다시 시작하면 된다. 매일같이 식사 시간을 맞추기 어렵다면 일주일에 두 번이라도 시간을 정해보자. 이제 가정에서 웃음운동이 일어나야 한다.

이때 가족끼리 더 친밀해지고 싶다면 '밥상에서 생활 웃음운동법'을 실행하기를 제안한다. 쑥스럽다면 이렇게 말하라.

"아빠가 숙제가 생겼네. 한 달 동안 밥 먹을 때 웃고 먹으란다. 네가 도와줄 수 있겠니?"

물론 처음에는 어색할 것이다. 그러나 아빠가 먼저 용기를 내면 행복한 가정을 만들 수 있다.

"감사히 잘 먹겠습니다. 하 하하 하하하~ 감사히 잘 먹었습니다. 하 하하 하하하~."

이때 아빠가 주의할 점은 '지속'이다. 아이들은 '아빠가 언제까지 하나.' 하며 두고 본다. 1주일만 참고 해보라. 2주째가 되면 아이들도 따라 하는 시늉이라도 한다. 한 달만 지나면 자신들이 먼저 시작할 것이다. 밥상에서 웃을 수 있다면 부모와 자녀 세대의 연합은 절로 따라오지 않을까?

## 밥상머리 생활 웃음운동법

한국웃음연구소에서는 가족 힐링 캠프 '행복여행' 2박 3일에서 생활 웃음운동법을 실천한다. 습관을 만들기란 쉽지 않다. 하지만 나중에는 습관이 나를 만들어갈 것이다. 밥상머리 생활 웃음운동법은 가족을 친밀하게 만드는 가장 탁월한 방법이기 때문에 지속만 한다면 식탁이 즐거워질 것이다.

### how to

1. 아침에 일어나서: 오늘은 내 생애에 최고의 날이다. 하 하하 하하하~

2. 식사 전: 감사히 잘 먹겠습니다. 하 하하 하하하~

3. 식사 후: 감사히 잘 먹었습니다. 하 하하 하하하~

4. 잠잘 때: 나는 날마다 점점 더 좋아지고 있다. 하 하하 하하하~

# 03

# 부모의 인사로 사회성을 키워라

— 룰랄라 웃음운동법

인간의 감정을 확인하는 관계탑이 있다면 편도체다. 편도체는 희로애락에 관련된 감정적인 부분을 확인하는 역할을 하는 본능적인 뇌다.

이처럼 편도체는 이성적인 뇌보다 감정적인 힘이 커서 기습 행동을 유발하는 경우가 많다. 특히 희로애락을 크게 자극하는 사건과 사고가 많으면 편도체를 통해 기억의 창고에 저장되고, 나쁜 기억과 감정이 많으면 순식간에 나쁜 행동으로 불을 지피게 된다. 이 편도체는 사춘기 때 활성화되므로 그 이전에 좋은 추억을 많이 만들어놓는 것이 중요하다.

나 역시 사춘기 아들을 보면서 부모의 역할에 대해 낙담할 때도 많고, 실망할 때도 많았다. 감정 변화가 심한 아이들을 꾸준하게 믿어주기란 여간 어려운 일이 아니다. 충동적인 돌발 상황에 부모인 나 또한 어떻게 대처해야 하는지 모를 때가 많기 때문이다.

처음에는 '모델이 없어서 그런가?' 싶어 모델을 찾아 나서기도 했다.

첫 번째 모델은 20년 동안 대통령 5명을 섬기면서 청와대 보안을 담당한 주대

준 총장이었다. 그분의 세미나에 아들을 데리고 참석했다. 고아이지만 꿈을 이룬 주대준 총장님을 보면서 내심 아들에게 이렇게 말하고 싶었던 것이다.

'이놈아, 너도 저분처럼 꿈과 희망을 가져봐라.'

2시간 세미나에 억지로 끌고 가서 세미나를 마치고 아들에게 물었다.

"오늘 뭐가 좋았니?" 아들은 예상 외의 대답을 했다.

"부모가 바뀌어야 자식이 바뀐다네. 그 말이 가장 기억에 남아."

우리 부부로 하여금 화도 나게 했지만 많은 생각을 하게 했다. 그다음 날부터 우리 집에는 규칙이 하나 생겼다. '현관문을 오고 갈 때는 무조건 90도 인사하고 눈 마주쳐주기'였다. 설거지를 하다가, 신물을 보다가 '멈춰 서기'란 절대로 쉽지 않다. 몇 년이 지난 지금은 익숙하지만 처음에는 안 하던 짓을 하려니 무척 힘들었다.

인사를 시작한 지 두 달이 지난 후 아들에게서 이런 피드백을 들었다.

"아침에 학교 갈 때부터 공허했는데 지금은 꽉 찬 느낌이랄까!"

가슴을 때리는 피드백이었다. 그 후로 아들은 누구보다 인사를 잘하는 사람이 되었다. '부모의 기본 습관이 자녀의 사회성을 만든다.'는 것을 다시 한번 생각하게 된다.

 **룰랄라 웃음운동법**

『일본전산의 이기는 경영』의 저자 다무라 겐지는 말한다. "성공하고 싶다면 기본으로 돌아가라." 그 기본의 첫째가 바로 인사다. 인사는 상대와의 마음을 여는 첫 단계라고 할 수 있다. 그렇다면 그 인사는 가족이 가장 먼저 지켜야 할 기본 인성인 것이다.

## how to

1 가족끼리 약속을 한다.

2 누군가가 현관에 오고 갈 때 90도 인사하기

3 "다녀오세요." "다녀오셨습니까?" 큰 소리로 인사하기

4 인사를 하고 나서는 반드시 눈을 마주치기

5 일단 아이들의 습관을 끌어내기 위해 1주일마다 보상을 해도 좋다.

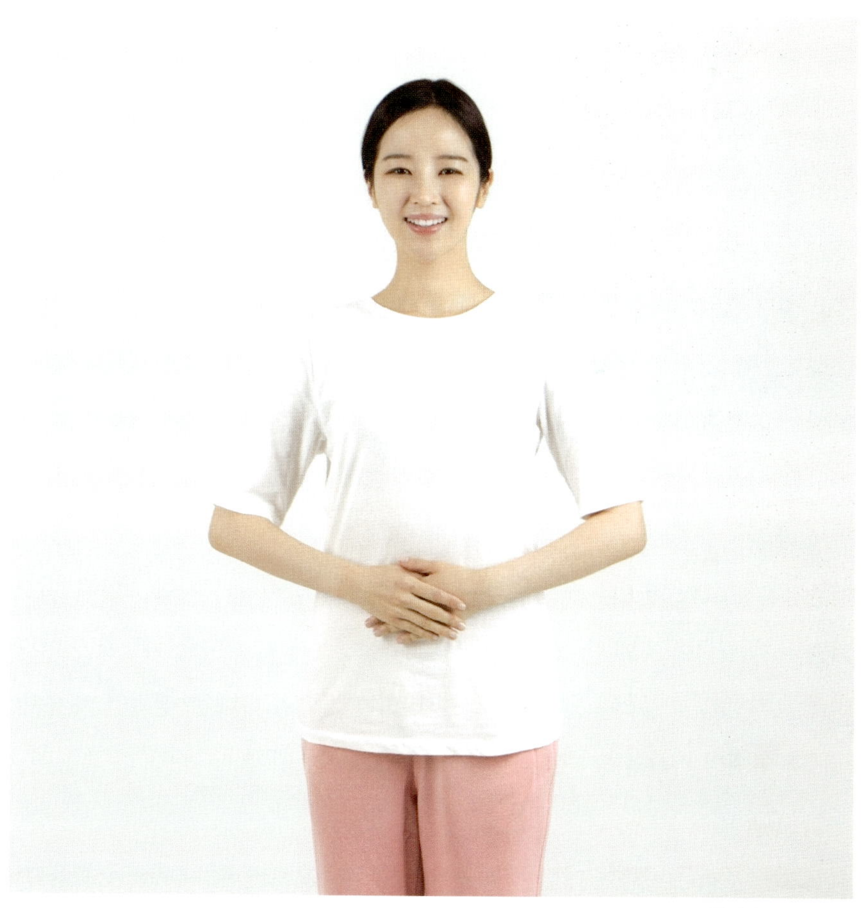

룰랄라 웃음운동법

# 04

# 눈맞춤 횟수로 공감 능력을 키워라

― 눈싸움 웃음운동법

청소년기 아이들이 직면해 있는 문제들은 MQ(도덕지수), SQ(사회적 지수)가 거의 비슷비슷하다. 첫째가 인간관계 문제다. 인간관계 문제는 자신감이 떨어지면서 생기기 시작한다. 20년 가까이 강의와 상담을 하면서 느낀 점은 청소년의 우울증은 친구 문제나 부모 문제에서 발생한다는 것이다.

다음으로 많이 겪는 문제는 상처받은 감정을 꼭꼭 숨기는 데서 발생한다. 들어보면 아무것도 아닌 일에 사춘기 아이들은 큰 상처로 받아들이는 경우가 있다. 그만큼 예민하기 때문에 사소한 것에도 상처받는다. 그래서 정체성 혼란의 시기에 다뤄야 할 것이 있다면 바로 자존감이다.

자존감은 부모의 지지와 격려 속에서 생긴다. 자존감이 떨어지면 그다음 연결되는 문제는 '자신에 대한 신뢰감'이 무너진다는 것이다. 자아 신뢰감이 떨어지면 해보지도 않고 두려움을 갖고 포기해버리는 경향이 있다. 부정적인 자기 이미지를 가지면 자신의 능력을 너무나 낮게 평가하는 것이다.

이어지는 문제는 변화에 대한 두려움이다. 두려움으로 인해 새로운 경험을 피하게 되면 뇌 성장과 변화도 멈추게 된다. 낮은 학업 성장과 성취도는 말할 것도 없다. 겁을 주려는 말이 아니다. 어떻게 하면 청소년기에 겪기 쉬운 문제들을 미리 살아본 부모가 도와줄 수 있을까?

부모가 가장 쉽게 할 수 있는 것이 바로 '눈맞춤'이다. 우리가 보는 눈에는 네 가지가 있다. 눈으로 보는 육안, 마음을 보는 심안, 의지와 신념과 가치를 보는 혼안, 그리고 영안이다. 심안과 영안으로 이 아이들을 볼 수 있다면 우리 아이들은 창조의 목적대로 회복된다. 쉬운 일은 아니다. 우리조차도 그런 대접을 못 받았으니까.


유대인 학부모 회의에 참석한 한국인 부모가 늘 꼴등인 유대인 학생 학부모에게 물었단다.

"아이가 성적이 나쁘면 학교에 오는 것이 부끄럽지 않으세요?"

그러자 유대인 부모가 이렇게 말하더란다.

"아~ 저희 아이가 아직 뇌가 깨어나지 않아서 그래요. 깨어나면 잘할 거예요."

고등학생이 되었을 때도 용기를 내어 다시 똑같은 질문을 했단다.

"아직 뇌가 깨어나지 않아서 그래요. 하지만 다른 부분은 잘해요."

그러면서 한국인 부모를 이상하게 생각하더란다.

'성적이 왜 중요하지? 잘하는 다른 것도 많은데.'

부모는 자녀를 어떤 눈으로 봐야 하는가? 믿음의 눈으로 봐야 한다. 비록 지금은 방황할지라도 믿어주고 기다려주는 눈이 필요한 것이다.

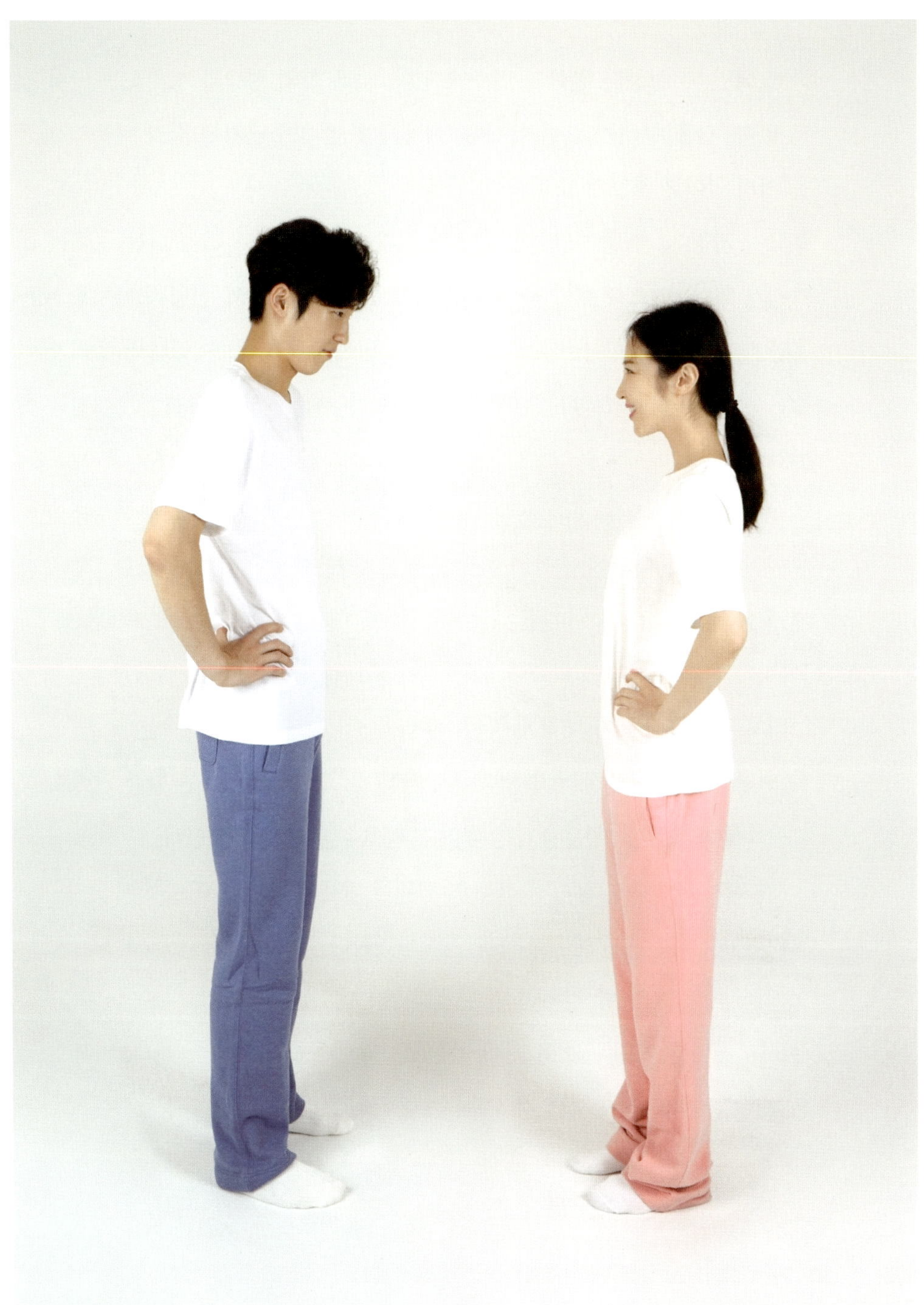

눈싸움 웃음운동법

## 눈싸움 웃음운동법

게임으로 시작하는 눈싸움이지만 상대의 눈을 바라보면 서로 존중감을 느낄 수 있고 서로 마음을 교환할 수 있는 탁월한 웃음운동법이다. 이 운동법을 계속하다 보면 가족의 마음을 읽는 좋은 시간이 될 것이다.

### how to

1. 먼저 이긴 사람에게 줄 선물을 정한다.

2. 이긴 사람에게 설거지 면제권을 줘도 좋다.

3. '이긴 사람이 진 사람의 허벅지 때리기'를 규칙으로 정해도 좋다.

4. 아니면 '진 사람은 30초 웃기'라는 벌을 줘도 좋다.

5. 눈싸움을 시작한다. 먼저 눈을 깜박거리는 사람이 지는 것이다.

6. 게임을 하고 난 후 서로의 눈을 봤을 때 어떤 느낌이었는지 나누면 훨씬 마음이 가까워진다.

# 05

# 부모의 스킨십이 자존감을 키운다

— 허그 웃음운동법

젊은 부부가 아침부터 대판 싸웠단다.

아침에 출근을 해서 한숨을 푹 쉬고 남편이 아내에게 문자를 했다.

"당신은 나에게 로또 같은 존재야."

아내는 이 문자를 받고 내심 좋아했다.

'그래도 나를 횡재로는 아는 모양이군.'

"왜?"라는 아내의 답변에 금세 문자가 왔다.

"안 맞아도 너무 안 맞아."

어떻게 부부가 안 싸울 수 있는가? 서로 다른 사람이 모여서 사는데 싸움은 당연한 일이다. 하지만 어린아이들은 부모가 싸우는 모습을 보면 전쟁터에 날아다니는 총알이라고 느낀단다. 그 정도로 공포감이 크다는 것이다.

나의 예를 들어보겠다. 내가 어릴 적에 우리 부모님도 새벽부터 싸우셨다. 무엇 때문에 싸웠는지는 모르지만 나에게 부모님이란 늘 싸우는 분들이었다. 그것을 보고 자란 나는 결혼 10년까지는 싸우지 않고 잘 살았다. 하지만 10년이 지나자 우리 부부는 다툼이 잦아졌다. 우리 부부는 매일 싸운다는 생각이 들었다. 나도 모르게 사람들에게 이렇게 말했다.

"우리 부부는 매일 싸워요. 지겹도록 싸워요."

그 말에 아내는 이렇게 말했다.

"나는 당신과 최근에 싸운 기억이 없는데, 당신은 어떤 여자랑 싸웠어?"

매일 싸운다는 내 말에 아내는 화가 났고, 그렇게 느끼는 내 기억에 문제가 있다고 지적했다.

쾌감은 우리의 뇌를 기쁘게 하지만 불쾌감은 나쁜 기억을 불러일으킨다. 그 후 부모님에 대한 행복했던 기억을 찾고자 노력했다. 한 가지가 떠올랐다. 어린 시절에 무슨 일로 집에 불이 나갔는데 이때 부모님이 신나게 웃으셨다. 부모님이 웃으시는 모습을 처음 본 듯했다.

이제 우리는 아이에게 '행복한 부모'가 되어주자. 아이들에게 설문조사를 한 후 방영하는 프로그램을 보았는데 부모로서 많은 생각을 하게 했다.

"부모님들이 무엇을 해줄 때 가장 행복하니?"

많은 아이가 대답했다.

"용돈 줄 때요."

"칭찬을 들을 때요."

"안아줄 때요."

그런데 그것을 아는가? 1등은 의외였다.

"엄마 아빠가 남사스럽게 뽀뽀할 때요."

이것이 아이들이 가장 행복할 때란다. 부모가 서로 사랑할 때 아이들은 그 속에서 안정감을 느끼는 것이다. 자신들을 버리지 않을 것 같은 안정감이지 않을까?

인디언 부족에게는 갓 태어난 아이에게 웃음 부모를 만들어주는 풍습이 있다. 간지럼을 태우지 않고 아이를 제일 먼저 웃게 한 사람을 평생 '웃음 부모' 로 정해준다. 아이가 성장해가면서 힘들 때 웃음 부모를 찾아가면 그 부모가 웃어주고 안아주는 것이다. 그러면 다시 힘을 얻고 온다는 것이다. 이처럼 웃음과 허그는 가장 편안한 심장을 유지하며 텅 빈 가슴을 채워주는 가장 귀한 선물이다. 혼돈과 공허감을 채울 수 있는 유일한 방법인 것이다.

## how to

1. 부부라면 심장과 심장을 맞대어 안아도 좋다. 이때 절대로 등을 두드리지 않는다.

2. 어린아이라면 아이의 눈높이에 맞춰 안아주라.

3. 가족끼리 약속을 정한다. 출퇴근 시에 하는 것이 가장 좋다.

4. 어린아이면 상관없지만 사춘기 아이들이라면 샌드위치 포옹법을 사용하라.

5. 특별히 오른쪽 왼쪽 상관없지만 심장을 맞대면 더 좋다.

6. 두드리지 말고 영혼 대 영혼으로 3초 이상 안아라.

7. 사랑하고 축복한다는 말로 마무리를 한다.

8. 가장 중요한 것은 지속성이다.

# 06



# 웃겨주는 아빠가 되어라

— 요모조모 웃음운동법

서울에서 부산까지 가장 빨리 가는 방법은 좋아하는 사람과 같이 가는 것이다. 가장 빨리 행복해지는 방법은? 행복한 사람 곁에 있는 것이다. 그렇다면 가장 행복한 사람은? 바로 아이들이다. 아이들 곁에 있으면 작은 것에 행복하게 되고 아무것도 아닌 일에 웃게 된다.

그런데 요즘 아이들은 다른 것 같다. 웃을 시간이 없다. 집에 와서도 공부하고, 학원 다니느라 바빠서 놀 시간이 없으니 웃을 시간도 없는 것이다. 옛날에도 잘되는 집안에는 담장 너머 아이들 웃음소리가 흐른다고 했건만, 아이들 웃음소리가 점점 사라지는 것 같다. 지금부터라도 웃음 시간을 늘려보면 어떨까?

첫째, 나란히 앉아 코미디를 즐겨라. 코미디 프로그램을 보면서 웃고 있는 아빠를 보면 아이들은 그냥 행복해하고 편안함을 느낀다.

둘째, 아이들과 자주 유머를 주고받아라.

"가장 뜨거운 바다 이름은?"

"열바다."

"그렇다면 가장 추운 바다 이름은?"

"?"

"썰렁해."

"뭐야~ 아빠, 정말 썰렁해."

이게 아이들의 반응이지만 그 속에서 아이들은 행복해한다. 우리 아빠 최고라고 느낀다.

셋째, 아이들과 가끔은 놀이 게임을 즐겨라. 스마일 버튼 놀이 게임을 즐겨라. 스티커를 사서 신체 중에서 붙이고 싶은 곳에 붙이고 서로 누르면서 웃는 게임을 즐겨라. 그리고 스티커가 여유가 있다면 가장 절제하지 못하는 장소에 스티커를 붙이고 웃는 규칙을 정해도 좋다.

가령 아이가 컴퓨터를 너무 많이 한다면 컴퓨터에 왕 스마일 스티커를 붙여라. '게임하기 전에 15초간 웃고 게임하기'를 규칙으로 정하면 절제력도 생긴다. 기분이 좋으면 절제할 힘도 생기게 마련이다. 냉장고를 열었다 닫았다 하는 아이라면 냉장고에 스마일 스티커를 붙여라. 웃고 나면 먹고자 하는 욕구도 줄어들기 때문이다.

이처럼 스마일 버튼으로 집 안 구석구석을 밝게 해보자. 자녀들의 행복지수가 올라갈 것이다.

 **요모조모 웃음운동법**

온 가족이 함께 즐길 수 있는 게임이자 형식을 탈피하는 게임이므로 아이들과 행복한 시간을 가질 수 있다. 온 가족이 망가지는 웃음운동법이 될 수 있으며, 아이들과 함께 아름다운 추억을 간직하게 될 것이다.

1. 우선 문방구에서 컬러 스티커와 고무줄을 산다.

2. 가족끼리 스티커 몇 개와 고무줄 몇 개씩 나눠 갖는다.

3. 우선 팀을 정한다. 여자와 남자로 팀을 나눠도 좋고, 아이와 어른으로 팀을 정해도 좋다.

4. 가위바위보를 한다.

5. 진 사람이 이긴 사람 얼굴에 스티커를 붙여주고 머리에 고무줄을 묶는다.

6. 가장 망가지게 표현한다. 이때 기념 촬영을 해도 좋다.

7. 사랑하고 축복한다는 말로 마무리를 한다.

8. 얼굴에 스티커를 많이 붙인 팀이 이기며, 일주일 동안 다양한 특권을 준다.

# 07

# 놀이로 자녀의 성취감을 높여라

― 손등 때리기 웃음운동법

성취감이 있는 아이들은 넘어져도 다시 일어날 자원이 있다. 어른도 마찬가지다. 성취했던 자원을 찾아주면 어떤 좌절 속에서도 다시 일어난다.

죽도에서 진행하는 〈기업 재기 프로그램〉이 있다. 몇 차례 강의를 간 적이 있는데 이때 내가 하는 일은 웃음과 함께 반드시 성취감을 찾아주는 것이다. 사업에 실패하고 입소한 사장님들이라 그런지 어떤 사장님들 눈에는 좌절도 많지만 분노가 가득 차 있는 분도 있다. 배신에 대한 분노, 사회 구조에 대한 분노, 가족에 대한 분노, 없는 것에 대한 분노로 가득 차 있다.

이런 분들에게 '웃어야 복이 온다.'고 말해봐야 더 화를 자극할 것 같다. 하지만 '왜 웃어야 하는지, 웃어야 어떤 마인드가 구축되는지, 감정이라는 것이 성공에 어떤 영향을 미치는지, 에너지가 어떻게 흐르는지'를 인지시키면 분노가 열정으로 뒤바뀌는 모습을 쉽게 볼 수 있다. 분노는 또 다른 열정이기 때문이다.

가장 힘든 부류는 좌절이 가득한 사람이다. 의욕이 다 꺾여서 재기할 힘이 없다. 이분들에게 꼭 필요한 것이 있다면 바로 성취했던 경험을 찾는 것이다. 과거에 성취했던 경험을 찾아주면 의욕은 살아난다.

놀아본 경험이 없기 때문에 성취했던 경험이 없는 것이다. 욕구가 없어서 상담 오는 젊은 친구들을 보면 사실 행복했던 기억조차 없다고 생각한다. 그런 친구들을 보면서 늘 아쉬운 게 '어렸을 때 실컷 좀 놀게 만들어주지.' 하는 아쉬움이다. 그래서 가정에서 빼놓지 말고 해야 할 것이 있다면 '놀이 문화'다. 여기서 스트레스가 해소될 뿐 아니라 관계성이 키워지고 성취감을 느끼게 된다.

웃음연구소 사례를 하나 들자면 아들만 네 명을 둔 집안이 있었다. 그중 초등학교 4학년인 셋째 아들은 먹는 것을 좋아해서 뚱뚱했다. 성적이 낮고 살도 쪄서 학교에서는 친구들 사이에 왕따를 당하고 놀림감이었다. 고민 끝에 아버지가 선택한 것이 가정의 '웃음문화'였다.

식탁에 앉아서 15초 이상 웃지 않으면 아이들에게 밥을 주지 않았다. 학교 갈 때는 스마일 라인을 해야만 일주일 용돈을 줬다. 그러던 어느 날 아들이 학교에서 '웃음 상장'을 받아 왔다. 이유는 친구들끼리 싸우고 있는데 아들이 친구들에게 이렇게 말했다고 한다.

"우리 엄마가 그러는데 화가 날 때는 그냥 웃어버리래. 나를 따라 웃어봐. 하 하 하 하하하~"

그것을 본 선생님이 그동안 없던 '웃음상'을 만들어서 아들에게 준 것이다. 그 후 아들은 학교 가는 것이 즐거워졌고, 친구가 많이 생겼다고 한다. 그뿐 아니라 수업 시간에 틀려도 무조건 손을 드는, 자신감 넘치는 아이가 되었단다. 결국 가족 놀이가 아이에게 성취감을 심어준 것이다.

## 손등 때리기 웃음운동법

심심할 때 가족끼리 게임을 해보자. 스트레스 해소에도 좋지만 아이들이 부모에게 쌓인 감정을 풀 수 있어 좋고, 부모는 아이들과 친해질 수 있어 가족 친화 게임으로 참 좋다. 특히 사춘기 아이들이라면 감정을 풀 수 있는 방법이라서 더 좋을 수 있다.

### how to

1. 짝을 정한다.

2. 왼손으로 악수하고 오른손으로 가위바위보를 한다.

3. 이기고 지고 비기고 상관없이 먼저 "이겼다." "졌다." "비겼다." 말하는 사람이 때린다.

4. 2단계 주먹은 0개, 가위는 2개, 보자기는 5개로 정한다.

5. 가위바위보를 해서 합산을 먼저 한 사람이 수를 외치면서 때린다.

6. 기분이 어떤지, 특히 아이들의 이야기를 들어준다.

① 나 자신을 좋아한다. ☐

② 일상의 작은 일에도 행복을 느낀다. ☐

③ 슬퍼질 때 하루를 넘기지 않는다. ☐

④ 실수를 했을 때 스스로에게 긍정적인 말을 해줄 수 있다. ☐

⑤ 잔뜩 긴장된 순간 웃음으로 여유를 찾는다. ☐

⑥ 하루를 웃음으로 시작한다. ☐

⑦ 혼자 있을 때도 좋은 생각을 하며 웃음 짓곤 한다. ☐

⑧ 박장대소처럼 큰 소리로 웃는 것이 자연스럽다. ☐

⑨ 생활 속에서 감사거리를 쉽게 찾아낸다. ☐

⑩ 지금 당장 세 개 정도 재미있는 유머를 구사할 수 있다. ☐

## 체크 결과

**8개 이상:** 당신은 해피바이러스 😍

**6개 이상:** 당신은 조금만 노력하면 해피바이러스 🙂

**4개 이상:** 오늘부터 웃는 연습으로 경계선을 뛰어넘어야 할 사람 😐

**2개 이상:** 오늘부터 삼시 세끼 '웃음운동법'만 해야 할 사람 ☹

## 샤오미 스타일

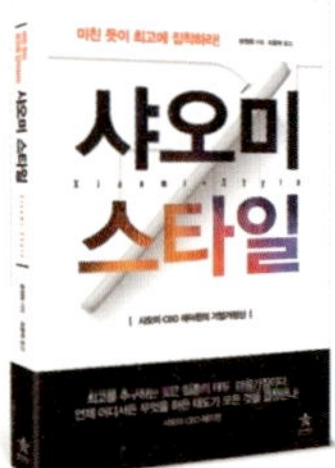

### 샤오미 CEO 레이쥔의 기업가정신

어떤 이는 샤오미를 애플의 짝퉁이라 말하고, CEO 레이쥔을 '모조품의 왕'이라고 폄하한다. 그러나 레이쥔은 "시장이 나를 비난해도 상관없다. 내 능력이 부족하다는 것은 수긍하지만 내 태도가 나쁘다는 것은 수긍할 수 없다."며 스마트폰 판매에서 기적을 만들어냈다. 레이쥔의 개방적인 사고방식은 전통 비즈니스 방식의 휴대폰 업계에 새로운 활력을 불러왔다. 그리고 점점 더 많은 영역으로 비즈니스 분야를 확장하며 새로운 역사를 쓰고 있다. 레이쥔은 샤오미의 성공 요인을 항상 네 단어로 말한다. 바로 '집중, 최고(의 제품), (좋은) 평판, 속도'이다. 중국의 스티브 잡스, 레이쥔이 펼쳐나가는 샤오미의 성공 비결을 밝혀보자.

쑨젠화 지음 | 조홍매 옮김 | 360쪽 | 신국판 | 값 17,500원

---

## 레노버를 성공으로 이끈
## 복기의 힘

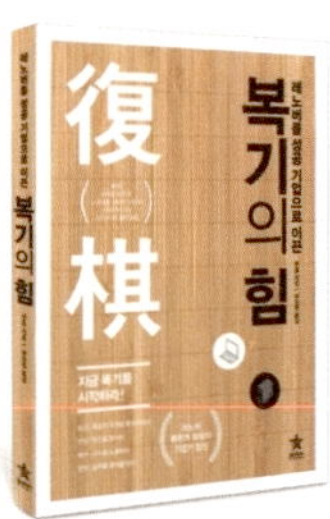

### 글로벌 기업 레노버 성공에는 복기가 있었다!

복기(復棋)는 바둑을 다 두고 난 뒤 처음부터 두었던 수를 되짚어 보는 것을 뜻한다. 한 수 한 수 되짚어 보면서 승패를 결정지은 승부처는 어디였는지, 다른 묘수는 없었는지를 돌아보고 학습하는 과정인 복기를 게을리 하지 않아야 바둑의 고수가 될 수 있다. 류촨즈 회장은 이러한 바둑의 복기 개념을 기업 관리 분야에 적용하여 레노버를 세계적인 경쟁업체와 당당히 맞서 싸울 힘을 길러냈다. 복기는 업무적인 실력 향상 외에도 개인의 인격 수양과 조직의 단합에도 도움이 된다. 레노버를 오늘날 세계 최대 PC 생산업체로 이끈 복기 경영과 성공비결을 배워보자. 성공하고 싶다면 지금 당장 복기를 시작하라!

천중 지음 | 허유영 옮김 | 280쪽 | 신국판 | 값 15,000원

---

## 마윈의 내부담화

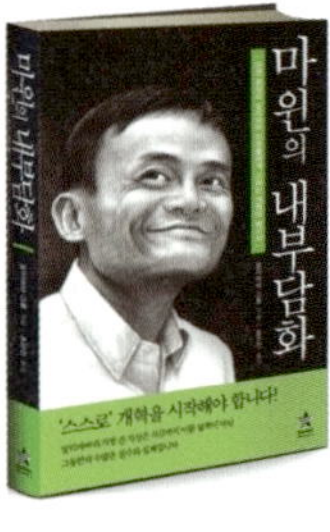

### 마윈이 알리바바 직원들에게 고하는 개혁의 메시지!

기업의 변화와 개혁은 어디에서 비롯될 수 있을까? 알리바바 그룹의 마윈 회장은 현재의 화려한 성공보다 기업이 이전에 저지른 수많은 실수와 실패 속에서 답을 찾아야 한다고 강조한다. 실수와 실패를 겪어본 사람만이 기회를 잡을 수 있다고 믿기 때문이다. 『마윈의 내부담화』는 마윈 회장이 알리바바 그룹 직원들에게 전하는 개혁의 메시지를 담고 있다. 무엇을 바꾸고, 어떤 변화를 모색해야 실수와 실패를 딛고 성공할 수 있는지를 말하고 있다. 오늘날 알리바바의 성공이 있기까지 마윈 회장의 정확하고 발빠른 상황 판단, 훌륭한 전략, 뛰어난 리더십, 그리고 강한 의지 단행을 엿볼 수 있는 책이다.

알리바바 그룹 지음 | 송은진 옮김 | 440쪽 | 신국판 | 값 18,000원

---

## To. 스타트업

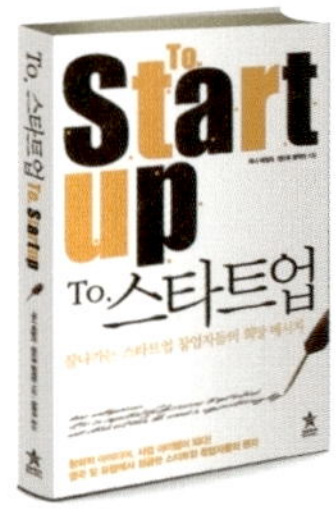

### 잘나가는 스타트업 창업자들의 희망 메시지!

직장 생활에 신물이 나는가? 그래서 스스로 사장이 되고 싶은가? 이미 사업에 뛰어들었는가? 그렇다면 이제 《To. 스타트업》을 펼칠 차례다. 《To. 스타트업》은 자기 사업에 막 뛰어들었거나 이미 자기 사업으로 성공 가도를 달리고 있는 패기 넘치는 창업자들의 진솔하고 열정적인 메시지를 담고 있다. 스타트업을 꿈꾸는 사람들에게 이 책에 등장하는 수많은 창업자들의 조언은 든든한 친구가 되어 줄 것이다. 그들은 이미 산전수전을 다 겪으면서 스타트업으로서 성공하는 비결을 터득했기 때문이다. 《To. 스타트업》은 영국 및 유럽에서 맹활약하고 있는 스타트업 창업자들의 사업 노하우를 담고 있다.

대니 베일리 · 앤드류 블랙먼 지음 | 정문주 옮김 | 340쪽 | 신국판 | 값 20,000원

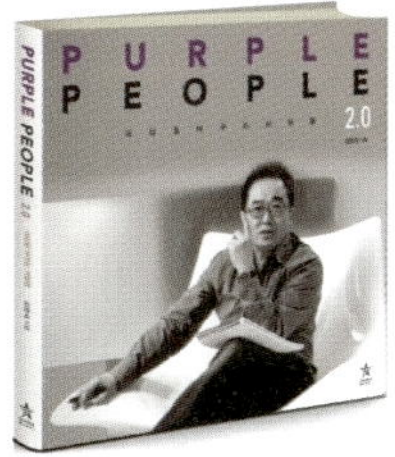

## 세상을 바꾸는 사람들
### 퍼플피플 2.0

## 당신은 세상에 무엇을 남길 것인가?

일을 시작하기 전부터 가슴이 설레는 사람들, 일하는 동안에는 열정을 쏟을 수 있어 행복한 사람들, 자신이 좋아서 하는 일로 남들에게 기쁨을 나눠줄 수 있는 사람들…. 이들을 우리는 '퍼플피플'이라 부른다. 김영세 회장의 삶의 철학과 경험, 그의 디자인 작품들이 이 세상 젊은이들과 신세대 창업자들에게 '무'에서 '유'를 창조하고 '유'에서 '부'를 창조해 나눌 수 있다는 열정과 모티베이션이 되기를 기대한다. 당신 인생보다 더 오래 지속될 수 있는 무언가를 세상에 남길 수 있다면 인생을 훌륭하게 산 것이다. 비틀스는 우리가 여전히 즐기는 음악을 남겼고, 피카소는 그림을, 스티브 잡스는 애플을 남겼다. 당신은 무엇을 남길 것인가?

김영세 지음 | 284쪽 | 국배판 변형 | 값 22,000원

---

## 슈퍼 창업자들

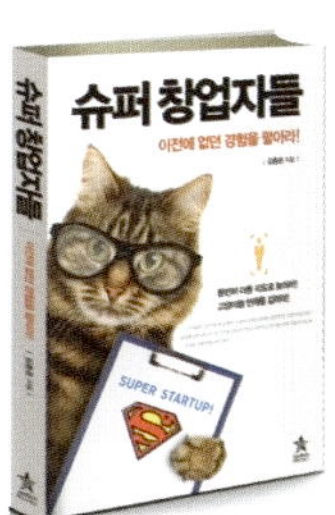

## 이전에 없던 경험을 팔아라!

국내외 대전환기에는 거대한 위협과 거대한 기회가 함께 몰려온다. 어떻게 위협은 피하고 기회는 잡을 것인가. 이제는 이전에 없던 경험을 팔아야 할 때다. 또한 완전히 다르게 보는 창의력을 발휘하여 고양이처럼 유연한 인재를 갖추어야 성공할 수 있다. 이 책은 다양한 사례를 변화에 대처하는 고양이의 유연함에 빗대어 후발 주자가 성장을 구가하고 약자가 승리를 만끽하는 비결을 제시하고 있다. 2개의 PART로 구성되어 각 꼭지에는 비즈니스나 경쟁에서의 혁신, 성경 속의 반전, 그리고 고양이형 인재의 특질에 대해 이야기한다. 이 책을 숙독하면 남다른 성과를 창출하게 하는 차별화 프로세스를 발굴해낼 수 있을 것이다.

김종춘 지음 | 364쪽 | 신국판 | 값 18,000원

---

## 손정의 참모

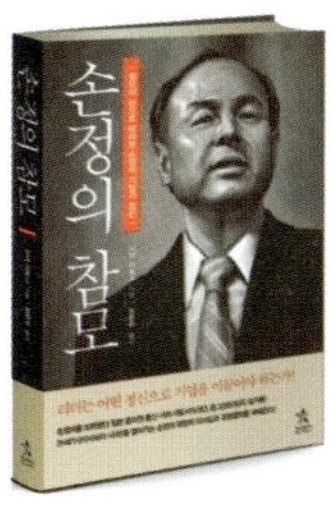

## 리더는 어떤 정신으로 기업을 이끌어야 하는가!

'풋내기 벤처 소프트뱅크'를 졸업하고 영업이익 1조 엔을 달성하며 '어른스러운 소프트뱅크'가 되기까지, 8년이 넘는 3,000일 동안 손정의 회장을 보좌했던 기록을 담았다. 현재의 소프트뱅크가 있기까지 손정의의 기업가정신과 리더십을 깊이 있게 다루어 '300년 존속 기업'으로 키우겠다는 손 회장의 야망과 결단력을 살펴볼 수 있다. 손정의 회장의 최측근인 비서실장이 옆에서 직접 경험하고 소통하고 실현했던 모습을 담았기에 더욱더 손정의 회장의 진면모를 느낄 수 있다. 리더를 꿈꾸는 독자들에게 손정의 회장의 메시지를 전하여 조직의 미래를 내다보고 강한 결의로 사람을 이끄는 글로벌 리더가 되기를 기원한다.

시마 사토시 지음 | 정문주 옮김 | 468쪽 | 신국판 | 값 20,000원

---

## 결핍이 만든 성공

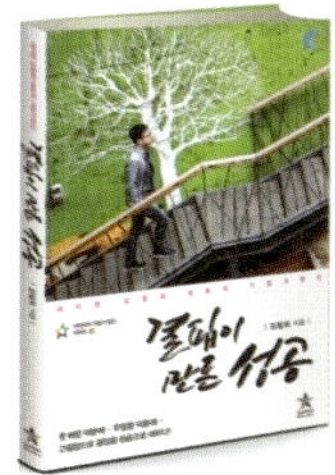

## 결핍을 극복한 세이펜 김철회 대표의 기업가정신

인생의 반전 드라마는 남보다 특별한 능력을 가지고 있는 사람이 만들어내는 게 아니다. 희망보단 절망과 좌절로 가득 찬 삶을 살았던 세이펜 김철회 대표는 부도가 나서 감옥까지 가게 되는 엄청난 실패 속에서도 남들보다 훨씬 더 많이 노력해야 한다는 절실한 마음가짐으로 주어진 역경을 극복했다. 세이펜을 개발해 커다란 성공을 이룬 후에는 자기 자신뿐만 아니라 주변 사람들과 성공을 나누고 기부하는 '나눔'을 실천하고 있다. 오늘보다는 내일 더 멋지게 성장하는 사람, 돈 많이 번 사람보다는 멋진 인생을 즐기는 사람, 교육 분야에서 왕성한 사업가로서 생명이 다하는 날까지 끊임없이 움직이며 활동하고 싶은 게 그의 꿈이다.

김철회 지음 | 292쪽 | 신국판 | 값 18,000원

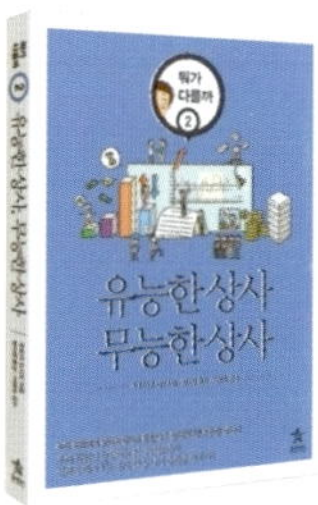

### 유능한 상사와 무능한 상사의 차이는 무엇일까?

회사생활을 하다보면 누구나 자신의 위치에 맞게 행동해야 한다. 신입의 위치에 있던 사람이 회사 생활을 하다보면 누구의 상사가 되기도 하고, 회사를 이끄는 리더가 되기도 하기 때문이다. 그러나 상사가 되면 아래 직원의 입장에서 보고 듣고 알고 있던 것과 실제로 커다란 격차가 있음을 알게된 다. 유능한 상사가 되려는 사람은 상사로서의 의사결정 방법, 매니지먼트 공부 방법 등을 익히고 지 혜를 얻어야 한다. 현재 회사를 리드하는 대표님들과 임원들, 그리고 중간 관리자들, 앞으로 리더가 되어 그 길을 나아가고자 하는 모든 분들께 이 책이 주는 7가지의 메시지는 유능한 리더로 성장하 는 데 도움이 될 것이다.

무로이 도시오 지음 | 정지영 옮김 | 이혜숙 감수 | 260쪽 | 신국판 | 값 17,000원

---

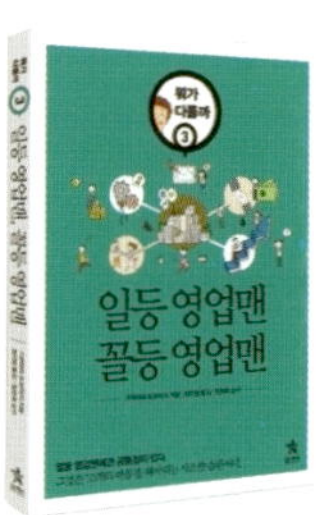

### 일등 영업맨에겐 고객의 마음을 헤아리는 습관이 있다!

영업 사원에게는 매월 할당량이 부과된다. 기본적으로 영업 실적은 저금할 수 없다. 새로운 달이 되면 모든 영업 사원이 제로에서 시작한다. 과거에 훌륭한 실적을 남겼다고 해도 새로운 달이 된 순간 계약을 따지 못하면 어느새 과거에만 뛰어났던 사람이 된다. 반대로 아무리 과거에 실적이 엉망이었다고 해도 성과를 낸 순간에 당신은 회사의 영웅이 될 수 있다. 영업의 좋은 점은 언제나 역전할 가능성이 있다는 것이다. 이 책에서 소개한 키워드 하나하나는 매우 사소한 것일지도 모르 나 그 사소한 것을 바꾸면 성공의 레이스가 시작된다. 그리고 자신도 모르는 사이에 무능한 영업 맨에서 탈피하여 일등 영업맨이 되어 있을 것이다.

기쿠하라 도모아키 지음 | 정지영 옮김 | 정원옥 감수 | 260쪽 | 신국판 | 값 17,000원

---

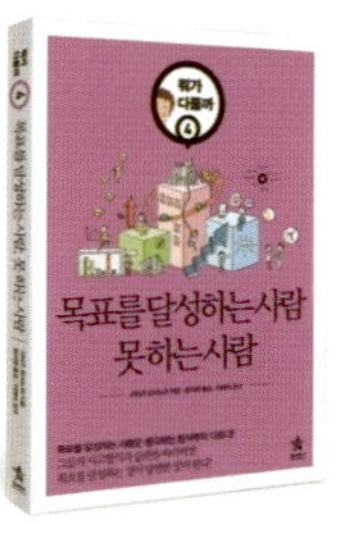

### 목표를 달성하는 사람은 생각하는 방식부터 다르다!

누구나 어떤 일을 할 때는 자신만의 목표를 세운다. 하지만 모두가 그 목표를 달성하는 것은 아니 다. 목표 달성을 위해서는 체계적인 점검과 반성이 필요하다. 목표에 도달해 남다른 성과를 내는 사 람들에게는 남다른 행동철학과 실천지침이 있게 마련이며 그들만의 노하우가 있다. 이 책의 저자는 목표 달성의 노하우를 '사고방식의 변화 · 목표 설정 · 계획과 행동 · 시간 관리 · 인간관계와 커뮤 니케이션 · 협력 요청 · 문제 해결과 실패 극복'이라는 7대 전략으로 정리하여 제시하고 있다. 7대의 전략을 차례차례 달성하다보면 목표에 도달하는 밑거름이 될 수 있다. 나는 과연 목표에 도달할 자 격이 있는 사람인가?

시마즈 요시노리 지음 | 정지영 옮김 | 이혜숙 감수 | 262쪽 | 신국판 | 값 17,000원

---

**대한민국 기업/병의원을 위한 컨설팅 도서**

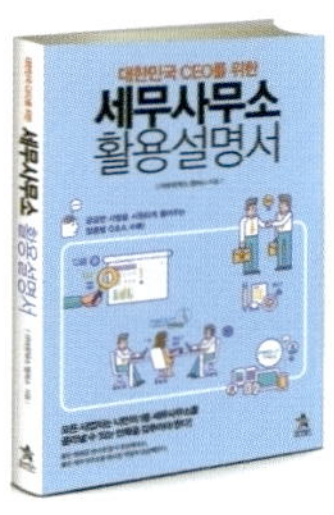

### 나만의 1등 세무사무소를 골라낼 안목을 기르자!

감기에 걸리면 내과에 간다. 감기가 걸렸는데 성형외과에 가는 사람은 아무도 없다. 즉, 나에게 맞 는 세무사무소는 따로 있다는 것이다. 이 책은 사업을 처음 시작하는 이들은 물론 현업에 종사하 고 있는 기존의 사업가들에게 세무사무소 업무 내용 및 세무사무소 선택 방법에 대한 개념을 정립 해주고, 나아가 절세 전략까지 소개한다. 특히 55명의 현업 세무 전문가의 경험을 바탕으로 업종 별 세무를 Q&A 형식으로 풀이하여 다양한 업종의 사업자들이 현업에 유용하게 접목할 수 있도록 하였다. 자사의 상태를 점검하고 앞으로의 방안 혹은 개선할 점은 무엇인지를 확인하는 데 이 책 이 도움이 되기 바란다.

어바웃택스 멤버스 지음 | 신국판 / 324쪽 | 값 17,500원

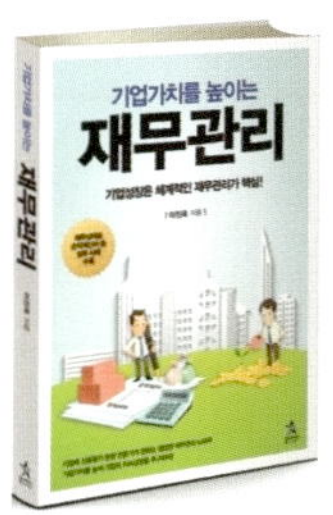

## 기업가치를 높이는 재무관리

### 기업의 가치와 신용평가는 재무관리에서 비롯된다!

정보화 사회로 급격히 변화해가면서 신용사회라고 할 만큼 신용평가에 관한 대중적 관심이 점차 커지고 있다. 국가 신용등급의 등락이 그 나라의 채권가격뿐만 아니라 경제에도 커다란 영향을 미치고, 기업에 대한 신용평가는 기업의 여신 규모와 금리에 영향을 준다. 이 책은 산업현장에서 CEO와 자금담당 임원, 직원들이 경영활동을 하면서 겪게 되는 재무관리와 관련된 애로사항이나 궁금한 점을 다양한 사례를 바탕으로 쉽게 풀어놓았다. 또한 기업경영에 실질적으로 접목할 수 있도록 재무관리 기법을 소개하고 있다. 기업 가치의 극대화, 안정적 성장기반 등 강한 기업으로 거듭날 수 있도록 재무관리의 핵심 내용을 담고 있다.

이진욱 지음 | 416쪽 | 4×6배판 | 값 25,000원

---

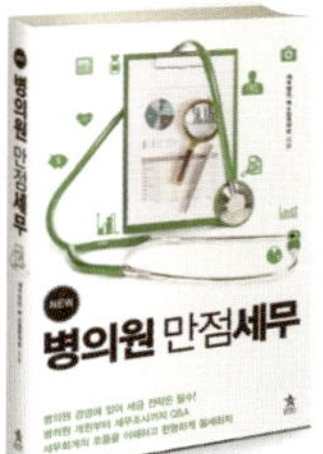

## 병의원 만점세무

### 병의원의 성공은 세무 회계에 달려 있다!

병의원을 운영하는 대부분의 경영자들은 다른 부분은 비교적 철저하게 관리하면서도 의외로 세금 문제에 부딪히게 되면 어려움을 겪는다. 이 책은 병의원 경영자들의 세무 관련 고민을 조금이라도 덜어주고자 병의원 컨설팅 전문 세무법인인 택스홈앤아웃의 전문적인 컨설팅 노하우를 담고 있다. 개원 준비부터 세무 조사, 세테크에 이르기까지 병의원 운영에 필요한 전반의 세무 문제를 다루고 있으며, 각 챕터마다 합리적인 세무 관리를 위해서 경영자는 어떻게 대처해야 하는지를 병의원의 사례를 들어 자세히 설명하고 있다. 또한 해당 사례를 일러스트로 표현하여 좀 더 쉽게 이해할 수 있도록 했다.

세무법인 택스홈앤아웃 지음 | 420쪽 | 신국판 | 값 22,000원

---

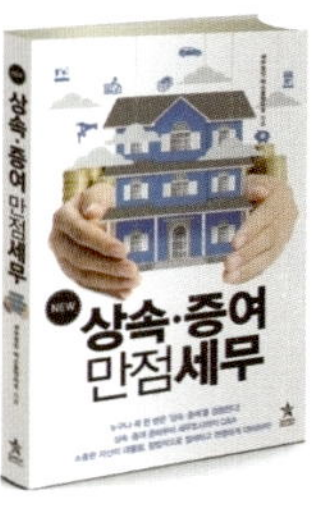

## 상속·증여 만점세무

### 소중한 자산의 대물림, 합법적으로 절세하고 현명하게 대비하자!

상속세와 증여세는 어느 정도 재산이 있는 사람이라면 누구나 해당되는 세금으로서 우리 생활과 밀접하게 관련되어 있다. 그리고 수익이나 소득이 아닌 재산 가치를 기준으로 세금을 부과하기 때문에 세금에 대한 부담감이 높아서 납세자뿐만 아니라 예비납세자의 관심과 문의가 많은 세금이다. 이 책은 평상시에 세금과 별로 관계없이 지내는 보통 사람들도 한 번쯤은 겪게 되는 사례들을 모았다. 또한 상속·증여와 관련된 세금에 의문이 있거나 세금 문제에 대비하고자 하는 예비납세자에게 유용한 길잡이로 활용되고, 나아가 상속세와 증여세에 대한 인식을 새롭게 하고 정확하고 합리적으로 납세하는 데 도움이 되고자 집필되었다.

세무법인 택스홈앤아웃 지음 | 420쪽 | 신국판 | 값 22,000원

---

대한민국 국민을 위한 인생 컨설팅 도서

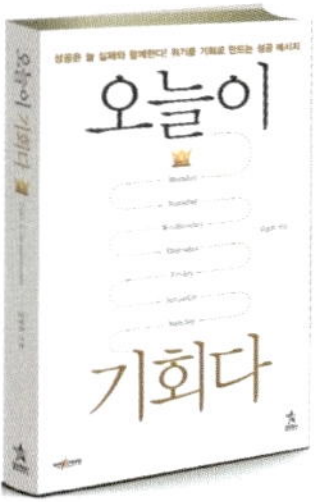

## 오늘이 기회다

### 내 생애 가장 젊은 날 '오늘이 기회다'

적당히 살거나 대충 살기에는 우리의 삶이 너무 짧고 아깝다. 세상이 변하길 원하고 상대가 변하길 바라기 전에, 나의 부족함을 냉정하게 파악하고, 남이 아닌 나를 변화시켜야 발전할 수 있다. 남과 다른 나만의 진정한 가치가 생기고, 비로소 남이 아닌 자신과 싸울 수 있는 힘이 생기기 때문이다. 과거의 내가 새로운 나를 탄생시키는 데 걸림돌이 되지 않도록 항상 과거의 나를 버리고, 새로운 모습으로 거듭날 수 있도록 노력해야 한다. 자신의 꿈을 이루어 성공하고 싶은 사람들과 리더의 자질을 갖추고자 하는 사람들에게 세이펜 김철회 대표의 실천철학을 삶에 적용하여 성공의 길로 향하는 데 도움이 되기를 희망한다.

김철회 지음 | 276쪽 | 신국판 | 값 16,000원

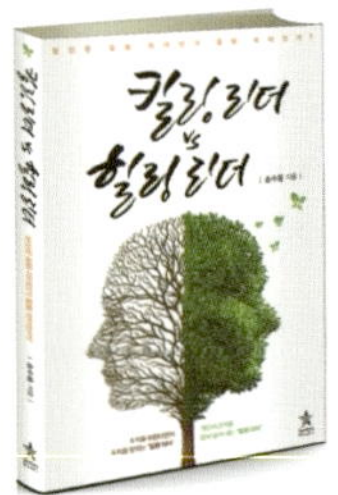

## 킬링 리더 vs 힐링 리더

### 당신은 킬링 리더인가 힐링 리더인가?

저자는 기업에서 리더십과 관련해 많은 강의를 하면서 다양한 리더들과 만났다. 그런데 과거의 패러다임에 얽매여 조직을 위험에 빠뜨리면서도 정작 자신은 그 심각성을 인지하지 못하고 있는 킬링 리더들을 많이 보았다. 이 책에는 리더를 크게 '킬링 리더'와 '힐링 리더'의 두 가지로 구분하고 스스로 힐링을 경험하여 리더에 이르는 '셀프 힐링', 최강의 팀으로 거듭나기 위한 '팀 힐링', 위대한 기업을 구현하게 만드는 '컬처 힐링' 등을 소개하고 있다. 또한, 다양한 사례를 통해 조직과 공동체의 발전을 위해 헌신하고 있는 리더들에게 현장에서 쉽게 이해하고 바로 적용할 수 있도록 방법을 제시하고 있다.

송수용 지음 | 284쪽 | 신국판 | 값 17,000원

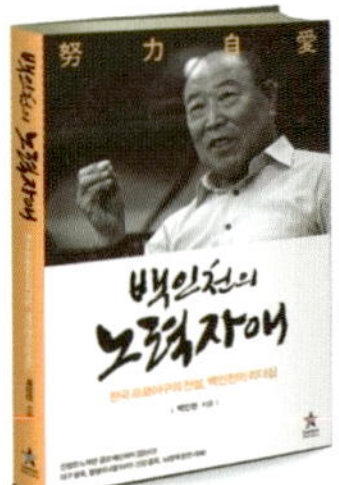

## 백인천의 노력자애

### 한국 프로야구의 전설, 백인천의 리더십

한국 프로야구 불멸의 타율 4할, 백인천의 인생철학과 그가 새겨놓은 프로야구의 역사를 책 한 권에 담았다. 반평생을 오직 야구 인생으로 살아온 백인천의 발자취를 돌아보면서 야구와 건강 두 마리 토끼를 쟁취하기 위해 혹독한 훈련을 견뎌 불멸의 4할 타자, 백인천의 이름이 프로야구의 전설로 남아있게 된 것이다. 이 책은 총 10장으로 구성되었으며 백인천 감독이 야구와 같은 인생을 살았듯 이 책의 콘셉트 역시 야구 경기처럼 1회 초부터 9회 말과 연장전 그리고 하이라이트 순으로 이어진다. 야구 프로에서 건강 프로가 되기까지 백인천 감독의 인생을 통해 독자 여러분도 인생의 진정한 프로로 거듭나기를 희망한다.

백인천 지음 | 388쪽 | 신국판 | 값 20,000원

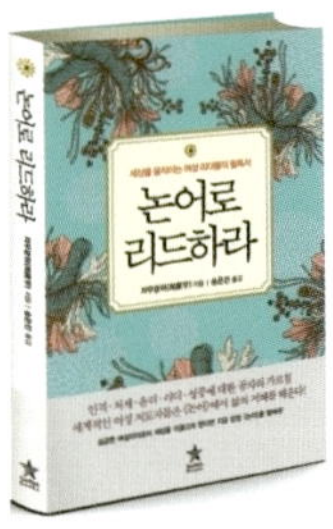

## 논어로 리드하라

### 여성 리더로 성공을 꿈꾼다면 지금 당장 《논어》를 펼쳐라!

현대는 강하고 수직적인 남성적 리더십보다 감성적이고 관계지향적인 여성적 리더십을 요구하는 사회로 변화하고 있다. 이러한 변화를 입증하기라도 하듯 한국에서는 사상 최초로 여성 대통령이 탄생했다. 국제적으로는 미국 국무부장관 힐러리 클린턴, 세계적으로 영향력 있는 여성 방송인 오프라 윈프리, 독일의 메르켈 총리 등 수많은 여성 리더들이 있다. 따뜻한 리더십으로 무장한 여성 지도자들의 공통점은 인생에서 중요한 가치를 깨닫고 더 나은 자신이 되기 위해 철학책과 고전을 많이 읽으면서 내면을 수양했다는 것이다. 쉽게 풀어쓴 논어를 가까이하여 더 많은 여성이 우리나라뿐 아니라 세계를 리드하기 바란다.

저우광위 지음 | 송은진 옮김 | 344쪽 | 신국판 | 값 18,000원

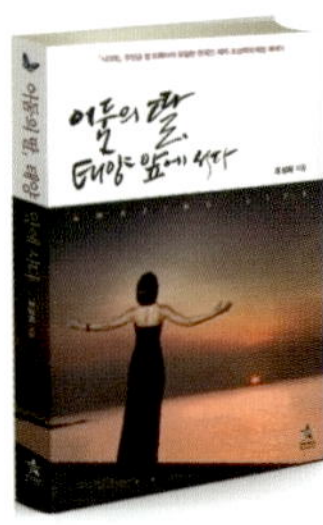

## 어둠의 딸, 태양 앞에 서다

### 초라한 들러리였던 삶을 행복한 주인공의 삶으로!

세계적인 베스트셀러 《시크릿》의 주인공 밥 프록터의 유일한 한국인 제자인 조성희의 첫 번째 에세이집. 스스로 어둠의 딸이었다고 할 정도로 어려운 환경에서 마인드 교육을 통해 변화한 저자의 진솔한 이야기가 담겨 있다. '어둠'을 '얻음'으로 역전시키는 그녀만의 마인드 파워는 고뇌에 찬 결단과 과감한 도전정신으로 만들어낸 선물이다. 누구나 생각하는 대로 인생을 멋지게 살 수 있다. 어떻게 목표를 세우고, 어떤 생각을 하고, 무슨 꿈을 꾸느냐에 따라 인생은 달라진다. 꿈이 없어 짙은 어둠의 터널 속에서 절망을 먹고사는 사람들뿐만 아니라 심장이 뛰는 새로운 돌파구를 찾으려는 모든 사람에게 중독될 수밖에 없는 필독서다.

조성희 지음 | 404쪽 | 신국판 | 값 18,900원

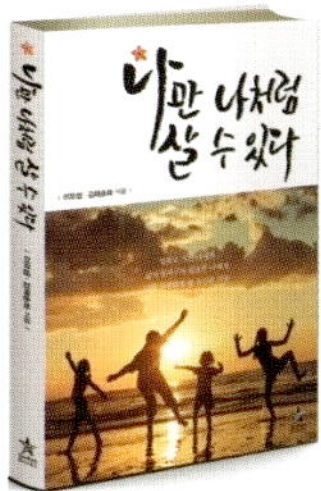

## 나만 나처럼 살 수 있다

### 이제 나는 말한다, '나만 나처럼 살 수 있다'고

이제 나는 말한다, '나만 나처럼 살 수 있다'고 누구나 살면서 두 번, 세 번, 아니 수도 없이 쓰러진다. 이때 가장 필요한 것은 다시 일어설 수 있는 힘이다. 그런데 안타까운 것은 많은 사람들이 이 힘을 보지 못한다는 점이다. 털어버릴 힘, 자신감, 자존감, 긍정적 가치관, 공동체를 지향하는 신념, 자아 정체성, 나를 조절할 수 있는 힘, 타인과의 소통이 세상을 살아가는 힘이다. 세상의 기준으로 보면 내세울 것 없는 사람이라도 '내 안의 행복'을 찾으면 비로소 나는 나 답게 살 수 있다. 이 한 권의 책이 누군가에게 꼭 필요한 지침서가 되고, 영혼까지 깊이 웃게 해주는 삶의 돌파구가 되기를 희망한다.

이요셉 · 김채송화 지음 | 372쪽 | 신국판 | 값 18,000원

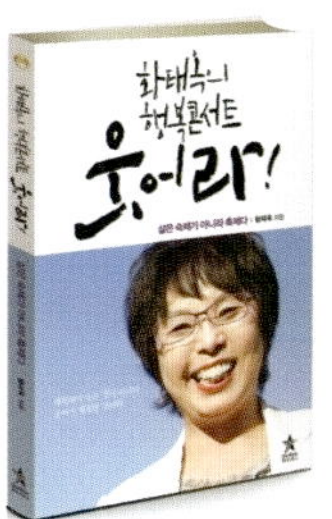

## 황태옥의 행복 콘서트 웃어라!

### 웃음 컨설턴트 황태옥의 행복 메시지, 세상을 향해 웃어라!

웃음 전도사로 유명한 저자가 지난 10년간 웃음으로 어떻게 인생을 다시 살게 되었는지 진솔하게 풀어낸 책이다. 암을 극복하고 웃음과 긍정 에너지로 달라진 그녀의 삶을 보면서 함께 변화를 추구한 주변 사람들의 사례는 물론 10년간의 삶의 흔적이 고스란히 담겨 있다. 독자들이 이 책을 읽고 삶을 업그레이드해 생활 속에서 행복 콘서트의 주인공이 될 수 있는 힘을 얻기를 희망한다. 또한 웃음을 통해 저자를 능가하는 변화된 삶을 살기를 바란다. "한 번 웃으면 한 번 젊어지고 한 번 화내면 한 번 늙는다(一笑一少一怒一老)"는 말이 있듯이 행복지수를 높여 삶을 춤추게 하고 싶다면 바로 지금 세상을 향해 웃어라!

황태옥 지음 | 260쪽 | 신국판 | 값 17,500원

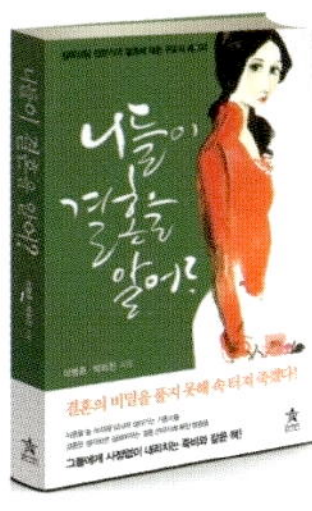

## 니들이 결혼을 알어?

### 결혼이라는 바다엔 수영을 배운 후 뛰어들어라!

결혼은 액션이다! 아무런 행동도 하지 않고 막연히 앉아서 행복하길 기다리는 사람들의 결혼은 그 자체로 불행한 일이다. 이 책은 이병준 심리상담학 박사와 그의 아내이자 참행복교육원에서 활동하고 있는 공동 저자 박희진 실장이 상담현장에서 접한 생생한 사례를 토대로 하고 있다. 기혼자들과 결혼 판타지에 빠진 청춘에게 '꼭 해주고 싶은 말'을 읽기 쉬운 스토리 형식으로 담았다. 대부분 경고 수준의 문구지만 결혼식 준비는 철저하게 하면서 결혼준비는 소홀히 하는 이들에게 결혼의 중요성을 일깨워준다. 늘 머리에 '살아? 말아?'를 넣어두고 살아가는 이들에게 '까짓 살아보지 뭐!' 라며 툴툴 털고 일어서게 하는 힘을 줄 것이다.

이병준 · 박희진 지음 | 380쪽 | 신국판 | 값 18,000원

## 미래 인사이트 도서

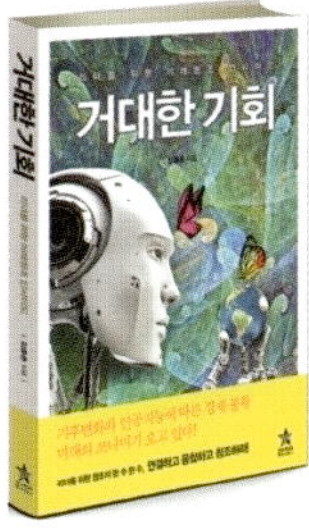

## 거대한 기회

### 창조 지능 리더십을 선사할 '거대한 기회'를 잡아라!

세상이 짧은 시간에 급격하게 변하고 있다. 더이상 난공불락의 요새도 없고 절대적 강자도 없다. 이러한 시대에 우리가 살아남으려면 유연하게 변화하고 창조해야 한다. 급변하는 현대의 리더는 변화의 큰 흐름을 읽고 거기서 기회를 포착해야 한다. 불꽃이 아니라 불길을 보아야 하고, 물결이 아니라 물살을 보아야 한다. 이 책은 리더들에게 시대의 흐름을 한눈에 보여주고자 불확실한 미래에 접근하는 방법을 다양하게 제시하고 있다. 남보다 더 넓게 보는 안목을 키우고 패러다임을 자기만의 방식으로 삶과 비즈니스에 접목함으로써 더욱 큰 사회공동체와 인류공동체를 위해 공헌하는 창조의 마스터가 되어보자.

김종춘 지음 | 316쪽 | 신국판 | 값 18,500원

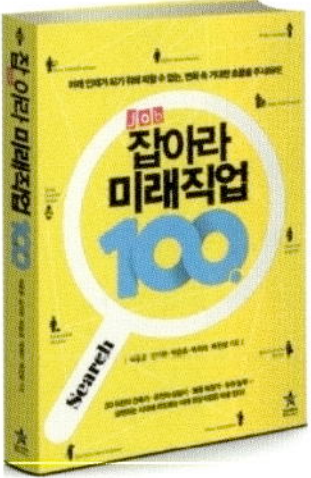

## 잡job아라 미래직업 100

### 변화 속 거대한 미래직업의 흐름을 주시하라!

미래에는 로봇 혁명을 통해 전혀 새로운 일자리와 노동 시장이 만들어질 전망이다. 인간을 채용하는 대신 새로 개발된 기계를 활용하고 3D 프린팅, 무인차, 무인기, 사물인터넷, 빅데이터 등 시대의 패러다임을 바꿀 기술들이 노동 시장을 뒤흔들 것이다. 이 책은 이러한 문제점에 접근하기 위해 미래 노동 시장과 일자리를 끊임없이 추적한 성과물인 100가지의 미래 유망직업에 대해 서술하고 있다. 건강하고 안전한 미래, 편리하고 스마트한 미래, 상상이 현실이 되는 미래, 지속성이 보장되는 미래 이렇게 총 4챕터로 이루어져 있고 짧은 글들로 짜였지만 미래 노동 시장과 산업 전반에 대한 내용과 통찰력이 압축돼 있다.

곽동훈 · 김지현 · 박승호 · 박희애 · 배진영 지음 | 444쪽 | 신국판 | 값 25,000원



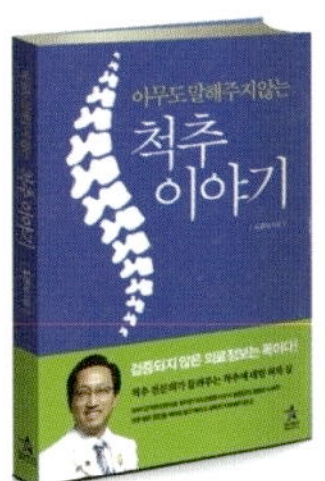

## 아무도 말해주지 않는 척추이야기

### 척추 전문의가 들려주는 척추에 대한 허와 실

척추 질환하면 대부분 퇴행성으로 나타나는 노인성 질환을 먼저 떠올리게 되지만, 현대 사회에서는 젊은 층에서도 척추질환 환자가 급증하고 있는 추세이다. 평소 잘못된 자세와 생활습관이 척추질환을 일으키는 원인이기 때문이다. 이 책은 보건복지부 의료기관 인증을 획득한 더조은병원 도은식 원장의 경영철학과 30여 년의 노하우, 그동안 우리가 알고 있던 척추건강에 대한 오해와 진실, 척추건강에 도움이 되는 운동법을 담고 있다. 이 책을 통해 오늘도 환자의 건강을 위해 고민하는 의사들의 노력이 있다는 것을 일깨워주고, 모든 사람들이 올바른 병원 선택으로 누구나 자신의 질환을 정확히 진단받고 치료받을 수 있기를 희망한다.

도은식 지음 | 252쪽 | 신국판 | 값 20,000원

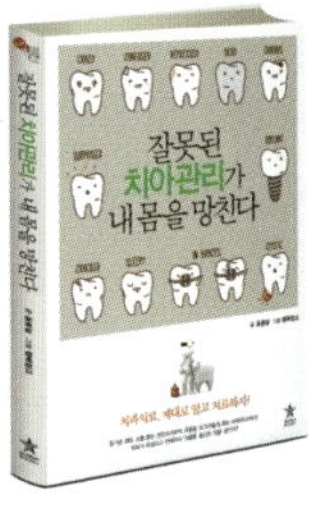

## 잘못된 치아관리가 내 몸을 망친다

### 치과의사가 알려주는 치아 상식과 치과 치료의 오해와 진실!

치아는 잠자리에서 일어나는 아침부터 잠자리에 드는 저녁까지 모든 음식을 맛보는 즐거움을 우리에게 선사한다. 오복의 한 가지라 할만큼 치아건강은 인간의 행복에 큰 영향을 미친다. 이 책에서 치과의사인 저자는 일상생활에서 지켜야 할 치아 건강 관리법은 물론 상세한 치과 진료 과정, 치과 진료에서 궁금했던 점을 들려준다. 또한 잘못된 치아관리가 내 몸을 망칠 수 있으므로 제대로 알고 제대로 치료해야 건강한 치아를 간직할 수 있다고 강조한다. 이 책에는 치아전문 일러스트레이터들이 그린 생생한 일러스트를 실어 치료 과정을 쉽게 이해할 수 있도록 했다. 다양한 증상에 어떻게 대처해야 하는지 알려주는 유용한 책이다.

윤종일 지음 | 312쪽 | 4×6배판 | 값 20,000원

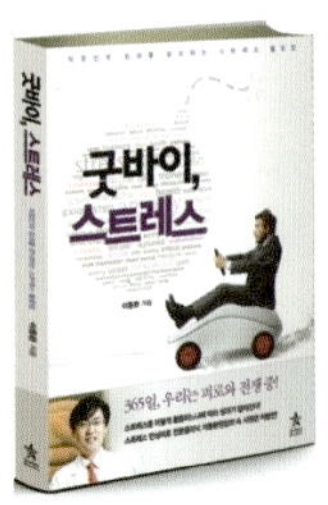

## 굿바이, 스트레스

### 만성피로 전문클리닉 이동환 원장의 속 시원한 처방전!

대부분의 사람들은 흔히 스트레스라고 하면 부정적인 인식이 앞서 '나쁜 스트레스'만 떠올린다. 많은 현대들이 과도한 스트레스 때문에 힘들어하고 심한 경우 신체 질병까지 얻게 된다. 하지만 우리가 보편적으로 인식하고 있는 스트레스의 부정적인 이미지와는 달리 적절한 스트레스는 오히려 삶에 동기부여를 해줄 뿐 아니라 자극제가 되기도 한다. 저자는 스트레스를 무조건 줄이라고 하지 않는다. 오히려 스트레스를 적절히 관리해서 성과와 연결하는 방법을 소개한다. 계속되는 스트레스에 매몰되어 헤매는 것이 아니라 긍정적인 마음의 근육을 키워 스트레스를 통해 새로운 에너지를 얻음으로써 성과까지 창출하는 비법을 배워보자.

이동환 지음 | 260쪽 | 4×6배판 | 값 18,000원

### 그리운 조선 여인 사임당

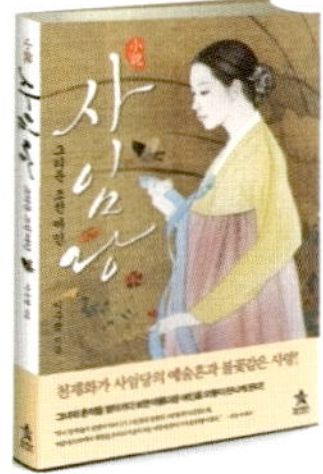

## 천재화가 사임당의 예술혼과 불꽃같은 사랑!

신사임당은 현모양처로 널리 알려져 있지만 실제로 그 행적은 자세히 남아 있지 않다. 후대에 전하는 시 몇 편과 글씨 그리고 그림 몇 폭이 전부이다. 율곡 이이의 어머니이자 조선 현모양처의 표상이었던 사임당은 당대 최고의 시인이자 빼어난 화가였다. 아쉽게도 글씨나 그림이 많이 남아 있지 않지만 조선시대 최고의 여류 화가라고 해도 과언이 아닐 만큼 뛰어났다. 이 책은 시와 그림으로 일가를 이룬 조선 여인 사임당의 5백 년 전 흔적을 다루고 있다. 여인으로서의 결혼과 삶, 예술 활동 등이 오롯이 담겨져 있다. 대한민국 최고의 팩션 작가 이수광의 글 속에서 자유로운 영혼의 예술가 사임당의 예술혼과 불꽃같은 사랑이 그림처럼 피어난다.

이수광 지음 | 신국판 | 328쪽 | 값 15,000원

### 매직스윙

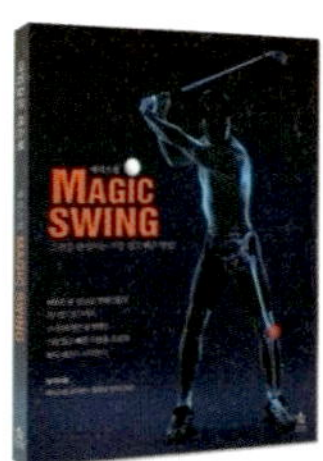

## 좀처럼 골프가 늘지 않는다면 매직스윙하라!

골프를 즐기는 사람은 많지만 정확한 스윙법을 구사하는 사람은 드물다. 프로든 아마추어든 골프를 시작한 나이, 체형, 성별 등에 따라 스윙법이 각각이지만 각 골퍼들의 스윙 문제는 비슷하기 마련이다. 이런 문제 해결을 위해 이병용 프로가 만든 '매직스윙'은 쉽고 간단하면서 효과도 빨라 수많은 유명 연예인, 기업체 CEO들을 반하게 했다. 이병용 프로는 보다 많은 사람들에게 매직스윙이 담긴 독자적인 레슨 이론을 소개하기 위해 책을 펴냈다. 좀처럼 골프 실력이 늘지 않아 고민 중인 분에게 이 책은 마치 직접 개인레슨을 받는 것과 같은 놀라운 경험을 선사할 것이다. 모두 골프의 매력에 빠질 준비를 해보자.

이병용 지음 | 208쪽 | 국배판 | 값 35,000원

### 위대한 개츠비

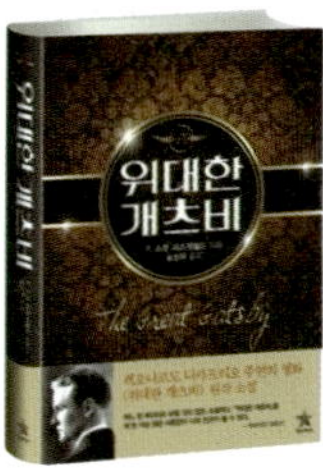

## 20세기 영미문학 최고의 걸작!

1974년에 이어 2013년 또다시 영화화되어 화제를 불러일으켰던 《위대한 개츠비》는 미국인이 가장 좋아하는 대표적 소설이다. 작품 배경이 되는 시기는 제1차 세계대전 직후, 이른바 '재즈 시대'라고 불리는 1920년대다. 급격한 산업화와 전쟁의 승리로 풍요로워진 시대에 전쟁의 참화를 직간접적으로 경험한 젊은이들의 다양한 삶의 모습을 매우 섬세한 필치로 풀어낸 작품이다. 소설 속 주인공 개츠비는 젊은 시절의 순수한 사랑을 이루려고 자신을 내던진다. 아메리칸 드림을 이룬 그의 머릿속에는 부의 유혹에 넘어간 사랑하는 여인 데이지를 되찾으려는 생각밖에 없다. 그러나 현실은 그의 꿈을 용납하지 않는데….

F. 스콧 피츠제럴드 지음 | 표상우 옮김 | 4×6판 | 316쪽 | 값 12,000원



### 성과를 지배하는 바인더의 힘

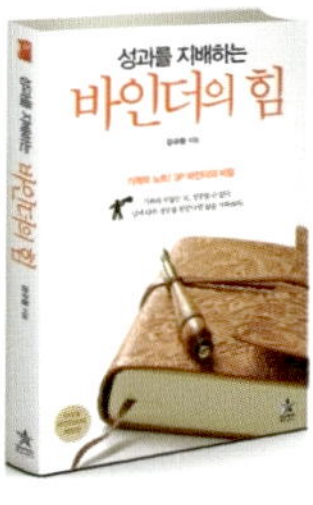

## 남과 다른 성공을 꿈꾼다면 삶을 기록하라!

프로가 되려면 성과가 있어야 하고, 성과를 내려면 프로세스를 강화해야 한다. '시스템'과 '훈련'을 동시에 만족하게 해주는 탁월한 자기관리 시스템 다이어리 3P 바인더의 비밀을 전격 공개한다. 바인더는 훌륭한 개인 시스템이자 조직 시스템이다. 모든 조직원이 바인더를 사용한다면 정보와 노하우를 손쉽게 공유할 수 있다. 바인더와 책, 세미나를 통해 기적 같은 변화를 체험한 많은 사람의 실제 사례를 소개하하여 바인더를 좀 더 활용하기 쉽게 만들었다. 저자는 20여 년간 500여 권의 서브바인더를 만들면서 기록관리, 목표관리, 시간관리, 업무관리, 지식관리, 독서경영 등을 실천함으로써 성과를 지배해온 스페셜리스트다.

강규형 지음 | 신국판 | 342쪽 | 값 20,000원

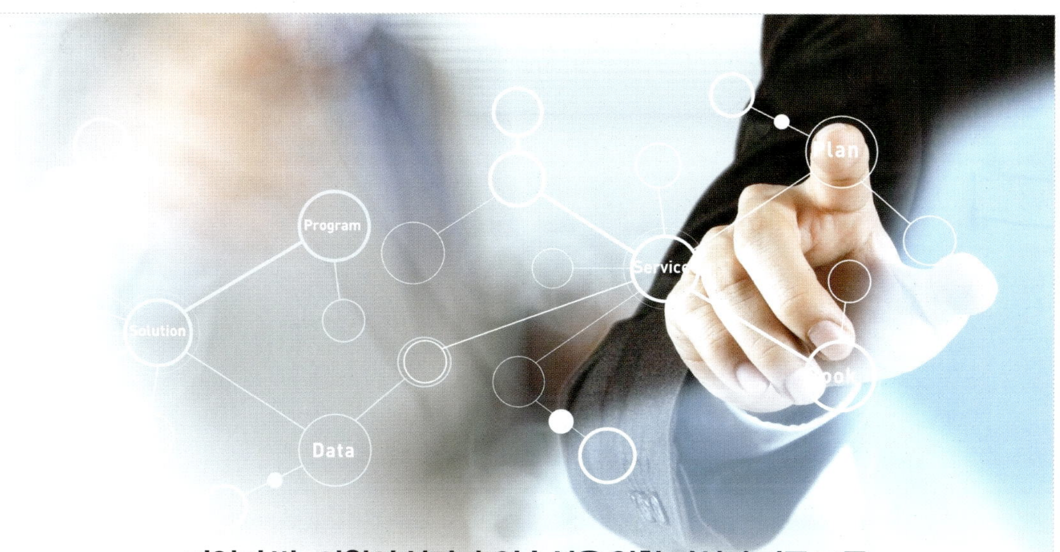


기업과 병·의원의 성장과 연속성을 위한 컨설팅 전문 그룹

# 스타리치 어드바이져

- 전문가 자문 그룹 플랫폼 제공
- 전자신문 기업성장 지원센터 운영
- 직원 성과 극대화를 위한 교육 프로그램 운영
- 스타리치 어드바이져 Gift Book 서비스
- 조세일보 기업지원센터 운영
- 기업문화 창출을 위한 교육 프로그램 운영
- 스타리치 CEO 기업가정신 플랜
- 김영세의 기업가정신 콘서트 주최

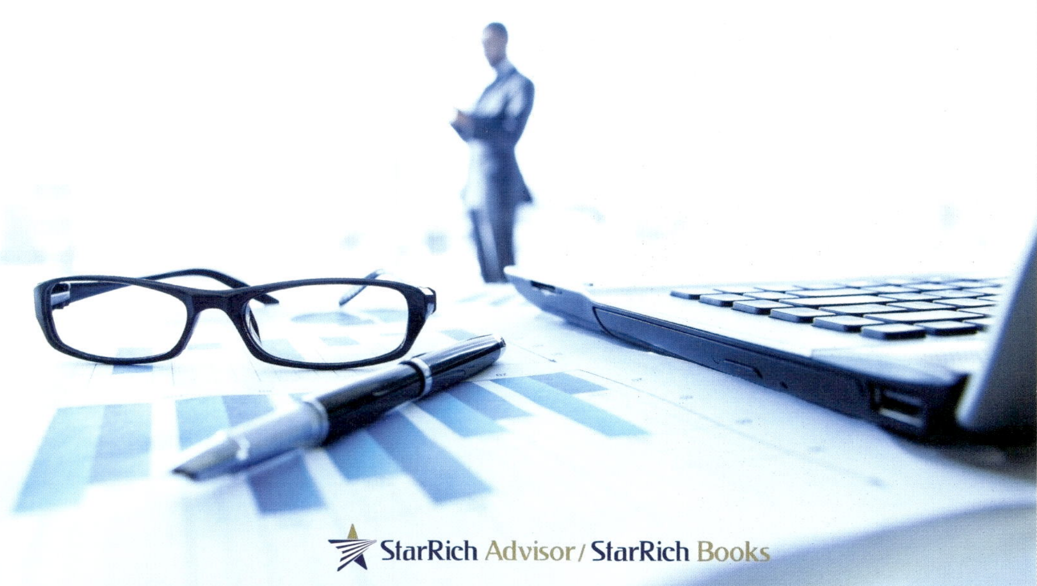

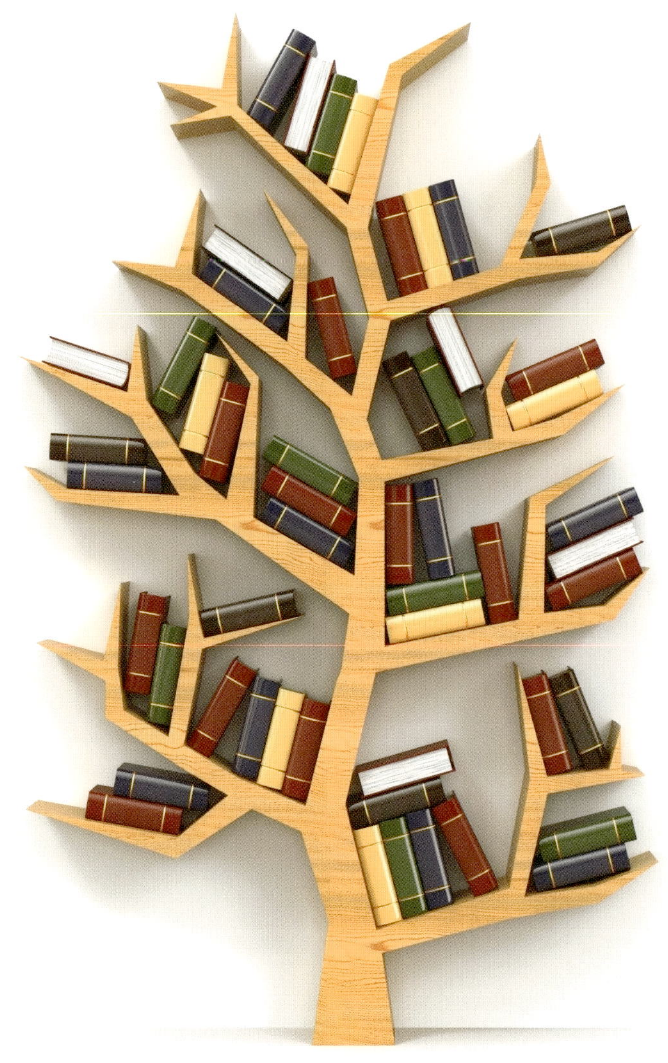

100년 기업을 위한 CEO의 경영 철학 계승 전략

# CEO 기업가 정신 플랜

- 자서전 · 전문서적 · 자기계발서 · 사사 등 -

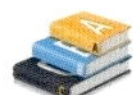

**문의)** 스타리치 어드바이져 & 북스 02) 6969-8903 / starrichbooks@starrich.co.kr

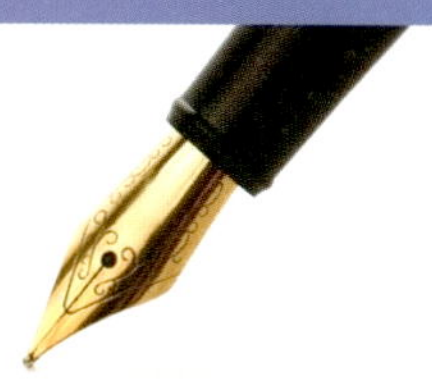

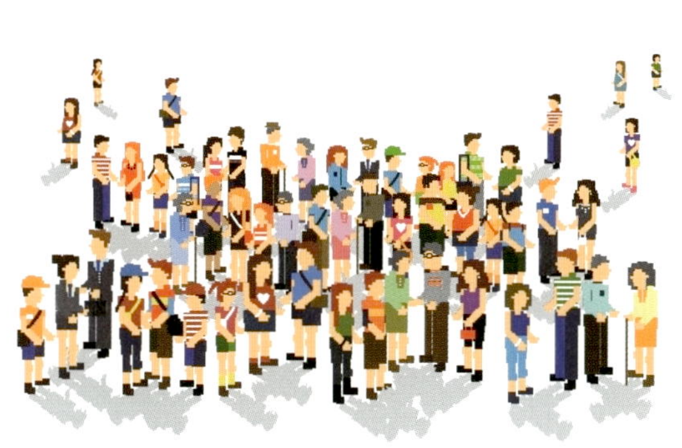

### 스타리치 패밀리 회원이란?

하나의 아이디로 스타리치에서 운영하는 사이트(스타리치 어드바이져, 스타리치북스, 스타리치몰, 스타리치 잉글리시 등)와의 모든 거래 및 서비스 이용을 편리하고 안전하게 사용할 수 있는 스타리치 통합 회원제 서비스입니다.

### 스타리치 패밀리 회원 혜택

- 스타리치몰에서 사용 가능한 적립 포인트(도서 정가의 5%) 제공
- 스타리치북스에서 주최하는 북콘서트 사전 초대
- 스타리치북스 신간 도서 메일 서비스 제공
- 스타리치 어드바이져/북스에서 주최하는 포럼 및 세미나 정보 제공
- 스타리치 어드바이져에서 제공하는 재무 관련 정보 제공

### 스타리치 패밀리 등록 방법

① 스타리치 패밀리 회원 가입서를 작성하고 개인정보 사용 동의서에 확인 서명하시면 됩니다.
② 스타리치 패밀리 회원 가입서와 개인정보 사용 동의서(뒷 페이지 표시 부분)를 모바일이나 카메라로 촬영하여 이메일이나 모바일 메시지로 전송하시면 됩니다.

보내실 이메일 주소 : starrichbooks@starrich.co.kr
모바일 메시지 전화 : 010-5150-8477

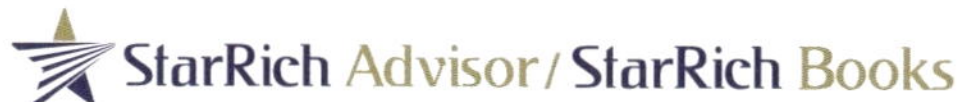

**스타리치 패밀리 회원 등록** 기존 스타리치 패밀리 회원일 경우 등록된 ID를 기재 부탁드립니다.
본 도서의 정가 5%를 적립해 드립니다.

| | |
|---|---|
| 이름 | 연락처 |
| 주소 | 생년월일 |
| 이메일 주소 | 구매 도서명    자신감 up, 자존감 up! 하루 5분 웃음운동법 |
| 패밀리 회원 ID | 소속(회사 / 학교) |

사용하실 패밀리 회원 ID를 적어주시면 임시 비밀번호를 문자로 발송해드립니다.

## 개인정보 사용 동의서

스타리치 패밀리 홈페이지는 수집한 개인정보를 다음의 목적을 위해 활용합니다. 이용자가 제공한 모든 정보는 하기 목적에 필요한 용도 이외로는 사용되지 않으며, 이용 목적이 변경될 시에는 사전동의를 구할 것입니다.

### 1) 회원관리

① 회원제 서비스 이용 및 제한적 본인 확인제에 따른 본인확인, 개인 식별
② 불량회원의 부정 이용방지와 비인가 사용방지
③ 가입의사 확인, 가입 및 가입횟수 제한
④ 분쟁 조정을 위한 기록보존, 불만처리 등 민원처리, 고지사항 전달

### 2) 신규 서비스 개발 및 마케팅·광고에의 활용

① 신규 서비스 개발 및 맞춤 서비스 제공
② 통계학적 특성에 따른 서비스 제공 및 광고 게재, 서비스의 유효성 확인
③ 이벤트 및 광고성 정보 제공 및 참여기회 제공
④ 접속빈도 파악 등에 대한 통계

상위 내용에 동의합니다.

년　월　일　　서명 ________________ (인)

스타리치 패밀리 회원 비밀번호 변경은 www.starrichmall.co.kr에서 하실 수 있습니다.
엽서를 보내주시는 분들에 한하여 스타리치몰에서 사용 가능한 포인트(도서 정가의 5%)를 지급해 드립니다.
앞으로 더욱 다양한 혜택을 드리고자 노력하는 스타리치가 되겠습니다. **문의** 02-6969-8903 starrichbooks@starrich.co.kr

## (주)스타리치 어드바이져 개인 재무 및 보장 분석 컨설팅 신청 동의서

(주)스타리치 어드바이져는 기업과 병·의원을 위한 전문 컨설팅 그룹입니다. 계열사인 (주)스타리치북스 독자들을 위해 그동안 축적된 노하우를 바탕으로 개인 재무 및 보장 분석 컨설팅 서비스를 시작합니다.

(주)스타리치 어드바이져의 개인 재무 및 보장 분석 컨설팅 서비스를 신청하시는 회원님께는 (주)스타리치북스 발간 도서 중 원하시는 도서 1권을 선물로 보내드립니다.

본인은 (주)스타리치 어드바이져의 개인 재무 및 보장 분석 컨설팅 서비스를 신청합니다.

예 ☐　　아니오 ☐　　　희망 도서명 ________________________________

년　월　일　　서명 __________ (인)